U0284925

病原真菌鉴定

Identification of Pathogenic Fungi
(2nd Edition)

Colin K. Campbell
Elizabeth M. Johnson   著
David W. Warnock

邹先彪　桑　红　主译
廖万清　温　海　主审

上海科学技术出版社

图书在版编目（ＣＩＰ）数据

病原真菌鉴定 / （英）柯林・K. 坎贝尔
(Colin K. Campbell)，（英）伊丽莎白・M. 约翰逊
(Elizabeth M. Johnson)，（英）大卫・W. 沃尔诺克
(David W. Warnock) 著；邹先彪，桑红主译. -- 上海 ：
上海科学技术出版社，2020.5
　ISBN 978-7-5478-4553-0

Ⅰ. ①病… Ⅱ. ①柯… ②伊… ③大… ④邹… ⑤桑
… Ⅲ. ①人体病原真菌－鉴定 Ⅳ. ①R379

中国版本图书馆CIP数据核字 (2020) 第037206号

Original title: Identification of Pathogenic Fungi, 2nd Edition by Colin K. Campbell, Elizabeth M. Johnson and David W. Warnock, ISBN: 9781444330700

This edition first published 2013. © 1996, 2013 Health Protection Agency

All Rights Reserved. Authorized translation from the English language edition published by John Wiley & Sons Limited. Responsibility for the accuracy of the translation rests solely with Shanghai Scientific & Technical Publishers and is not the responsibility of John Wiley & Sons Limited. No part of this book may be reproduced in any form without the written permission of the original copyright holder, John Wiley & Sons Limited.

本书简体中文字版专有翻译出版权由 John Wiley & Sons, Inc. 公司授予上海科学技术出版社有限公司。未经许可，不得以任何手段和形式复制或抄袭本书内容。

上海市版权局著作权合同登记号 图字：09-2019-384 号

病原真菌鉴定

Colin K. Campbell　Elizabeth M. Johnson　David W. Warnock　　著

邹先彪　桑　红　**主译**
廖万清　温　海　**主审**

上海世纪出版（集团）有限公司
上海科学技术出版社　　出版、发行
（上海钦州南路 71 号　邮政编码 200235　www.sstp.cn）

浙江新华印刷技术有限公司印刷
开本 787×1092　1/16　印张 22.75　插页 4
字数 300 千字
2020 年 5 月第 1 版　2020 年 5 月第 1 次印刷
ISBN 978-7-5478-4553-0/R · 1900
定价：180.00 元

本书如有缺页、错装或坏损等严重质量问题，
请向承印厂联系调换

内容提要

　　本书是医学病原真菌鉴定的经典之作，从快捷简便、易操作的临床实践角度出发，按培养中孢子产生的结构特征来进行篇章布局，同时附有菌种鉴定检索表，查阅方便，实用性强。书中结合大量的模式图、菌落图、显微镜下图及病理图，描述了近200个菌种。每个菌种分别从菌落外观、显微镜特征、鉴别诊断、有性期及临床重要性进行分述。书中还介绍了10余种新发现的菌种或菌属，不少菌名在国内医学真菌界尚未报道或未命名，这对提高国内相关从业人员对真菌的了解和鉴定具有重要的临床意义。

　　全书图文并茂，文字简明扼要，层次分明，可作为检验科、微生物科、皮肤科、感染科、血液科、呼吸科，尤其是检验科、微生物科及皮肤科等科室的相关专业工作人员的参考书。

致　谢

非常感谢我们的同事——来自于布里斯托尔真菌实验室的 Andrew Borman 博士、Adrien Szekely 女士和 Christopher Linton 博士在新版本编写过程中给予的大力支持和提供的宝贵改进建议。也非常感谢我们已故的同事——Christine Philpot 博士在第一版中的辛勤付出。我们也要感谢 Wiley-Blackwell 的 Kate Newell 和编辑 Kathy Syplywczak，他们在这本专著的设计和出版过程中的工作卓有成效。

Colin K. Campbell

Elizabeth M. Johnson

David W. Warnock

译者名单

主　译

邹先彪　桑　红

主　审

廖万清　温　海

副主译

仇　萌　周昱霖　孔庆涛　陈　敏

译　者
（以姓氏笔画为序）

卫凤莲　马　天　王逢源　伊　九　刘　芳
李　蕾　杨　瑞　杨旭芳　杨宇光　杨思明
张　征　张成臻　张彩云　陈　军　陈　欢
陈虹霞　陈培英　赵　妍　洪　南　曾秋琼

作者简介

Colin K. Campbell

PhD

Health Protection Agency Mycology Reference Laboratory

Bristol, UK (retired)

Elizabeth M. Johnson

PhD

Health Protection Agency Mycology Reference Laboratory

Bristol, UK

David W. Warnock

PhD, FAAM, FRCPath

National Center for Emerging and Zoonotic Infectious Diseases

Centers for Disease Control and Prevention

Atlanta, Georgia, USA

中文版序一

近年来，随着生物分类学的迅速发展，人们发现的真菌种类越来越多。真菌界大概有 200 万种真菌，其中绝大部分对人类有益，少数对人类有害，可引起人类疾病。目前发现的致病真菌有 500 余种，这些真菌可引起人类浅部及深部组织真菌感染，严重者可导致死亡。据统计，全球浅部病原真菌感染患病率为 20%~25%，危害广泛。深部病原真菌引起的感染可累及各个脏器，尤其是机体免疫力低下的人群更容易感染，预后不佳，病死率高。

在真菌病的诊治过程中，病原真菌的鉴定是至关重要的一环，快速、准确地鉴定致病真菌对真菌病的成功治疗有极大帮助。但在临床实践中，我国仅有为数不多的医院具备较高水平的病原真菌鉴定技术，普及程度尚不高，这与我国相关机构对病原真菌鉴定的规范化培训相对较少有关，改变这一现状可能需要较长的过程及更强的专业指导来规范。

《中华检验医学杂志》2019 年第 7 期《临床微生物实验室真菌检测能力建设基本要求专家共识》一文指出，"标本的形态学检查应作为真菌性疾病诊断强烈推荐的检测项目"，并在共识中制订了临床常见酵母菌鉴定流程图和临床常见丝状真菌鉴定流程图。由此可见病原真菌形态学鉴定的重要性。

《病原真菌鉴定》英文版是供英国及其他国家医院实验室的医生和科研人员进行专业培训所用的教材，在真菌学鉴定领域很受欢迎。为促进国内同行真菌鉴定水平的进一步提升，我的两位学生邹先彪教授、桑红教授联袂领衔对这本书进行了翻译。两位教授都是我国著名的皮肤病专家，长期致力于病原真菌学的研究，为我国医学真菌学的发展做出了重大贡献。译者们结合多年积累的宝贵经验，同心协力、刻苦钻研，查阅最新资料，字斟句酌，为国内同行奉献了一本图文并茂、通俗易懂的关于病原真菌鉴定的参考书。

相信《病原真菌鉴定》一书能够帮助提升我国临床微生物实验室技术人员的真菌鉴定水平，提高临床医生对真菌的认识及重视程度，促进对真菌感染性疾病病原学的诊断及治疗。

廖万清

中国工程院院士

海军军医大学附属长征医院皮肤科教授

中文版序二

医学真菌学是真菌学的一门分支学科，它包括了与医学相关的致病真菌与真菌病的研究。随着医学科学的发展，医学真菌学受到了全世界的广泛重视。我国医学真菌学近年来取得了比较大的发展和进步，医学真菌学的临床和基础研究队伍不断扩大，素质不断提高。目前已经初步形成了若干个医学真菌学的医教研中心，如中国医学科学院皮肤病研究所成立了中国微生物菌种保藏管理委员会医学真菌中心，并在念珠菌的研究方面做出了许多成绩；北京大学第一医院真菌与真菌病研究中心在暗色真菌及丝状真菌的研究方面引人瞩目；海军军医大学附属长征医院皮肤科隐球菌专业实验室在隐球菌的基础和临床研究方面硕果累累。2005年，由海军军医大学附属长征医院主办的我国医学真菌学领域的第一本专业期刊——《中国真菌学杂志》正式出版发行，该期刊因与国际研究接轨同步且所刊载论文质量高而很快成为中国科技核心期刊和中国科技论文统计源期刊。其主要报道我国真菌学特别是医学真菌学的最新研究进展，内容涉及皮肤、感染、血液、呼吸、器官移植、肿瘤、急救、创伤、检验等与真菌感染专业有关的基础医学及临床医学，是真菌学工作者之间交流的窗口和平台。

虽然说我国医学真菌学成果卓著，总体学术水平在逐年提高，但各地的发展仍很不平衡，不少地区的医院尚未开展真菌学常规检查；临床真菌检验技术力量偏弱，专业人员储备不足，致使开展真菌病临床与科研的根基不稳。在这种情况下，《病原真菌鉴定》一书的出版能够很好地解决这一难题。该书着眼于病原真菌临床实践的基础——真菌培养和分离鉴定，图文并茂，形象直观，既适合基层医院开展临床工作，又适合研究型医院开展科研和教学，具有很高的实用价值。两位主译团队长期致力于病原真菌研究，造诣深厚，相信他们的倾力奉献会使读者获益匪浅。

温 海

《中国真菌学杂志》主编

海军军医大学附属长征医院皮肤科教授

中文版前言

　　医学真菌学是一门古老又年轻的学科，是研究病原真菌和条件致病真菌对人类致病的机制、临床诊断、治疗和预防的一门重要学科。真菌病已成为威胁人们生命健康和影响人民生活质量的重要疾病之一。

　　真菌广泛分布于地球表面，可以说是无处不在。自然界实际存在的真菌物种约有 200 万种，已被分离鉴定的菌种多达 7 万余种，其中大部分对人类直接或间接有益，但也有少数物种对人类有害。真菌对人类的致病作用主要包括感染、引起过敏反应和真菌毒素作用（中毒、致癌等）。现在已知能引起人类疾病的真菌有 500 余种，它们表现形式多种多样，主要可致浅部真菌病和深部真菌病。浅部真菌病主要包括皮肤癣菌感染、马拉色菌感染和念珠菌感染等；深部真菌病包括皮下组织真菌病和系统性真菌病等。浅部真菌可侵犯毛发、指（趾）甲及光滑皮肤，深部真菌则可侵犯心、脾、肺、肾、脑、血液、胃肠、骨等各个器官和系统，而且预后不佳，病死率高。在我国，最常见的浅部真菌病的致病菌为红色毛癣菌，最常见的深部真菌病是念珠菌和曲霉。深部真菌感染常发生于老年人、恶性肿瘤滥用广谱抗生素患者、使用糖皮质激素和生物制剂者，以及 AIDS/HIV 感染人群，不断出现的真菌感染对人类健康是一个极大的挑战。

　　我国幅员辽阔、人口众多，真菌的菌种繁多，有区域流行性的，亦有散在分布型的，而且间或有新的菌种出现。由于大多数致病真菌的培养鉴定需时较长，给及时诊断真菌病带来了一定的困难。故快速检测真菌感染的诊断方法应运而生，诸如 DNA-DNA 及 DNA-RNA 分子杂交、随机引物扩增，基因克隆与测序、质谱仪系统、血清学诊断、超微结构分析等已经不同程度地应用于临床研究，为临床及时诊断和新的病原真菌的鉴定以及耐药菌株鉴定带来了曙光。但这些新方法往往技术门槛高或设备昂贵，普及程度不高，对常规真菌感染检测的临床实践形成了一个壁垒，在某种程度上阻碍了医学真菌的普及发展。由于真菌形态学鉴定方法的材料来源简单、费用低廉、具有诊断的直观性和科学性，故迄今为止，传统的实验室真菌鉴定方法依然是临床实践中最为可靠的诊断方法之一。

医学真菌的形态学鉴定历经百年，已有了成熟的技术流程，但由于专门从事真菌形态学鉴定的研究人员相对较少，基础知识普及也不够，尚无法满足临床实践的工作需要。*Identification of Pathogenic Fungi*（《病原真菌鉴定》）是一部关于病原真菌形态学鉴定的经典著作，历经 17 年进行了再次修订，全面详尽地介绍了病原真菌的特点，特别是近年来新发现的致病真菌。为了准确地翻译众多的真菌专业名词，我们查阅了国内外真菌相关的专著、教材、论文、术语官网和词典，以及中国海关总署卫生检疫司相关进出口食物 / 植物关于真菌检疫的报告，力求菌名翻译科学或达到通识。

两位主译均师从于我国著名的医学真菌病学家——中国工程院院士廖万清教授，长期从事医学真菌学教学、科研和临床工作。本着公诸同好、共勉同进的原则，我们倾力翻译此书以飨同侪。然才疏学浅，难免疏漏，敬请读者不吝指正。

邹先彪

中国人民解放军总医院第四医学中心皮肤科

桑　红

中国人民解放军东部战区总医院皮肤科

英文版前言

　　此书第一版出版距今已有 17 年，真菌性疾病的诊断、治疗和预防均有了很大的进展。尽管如此，此类感染仍然是导致许多患者患严重疾病和死亡的主要病因。新的诊断方法已面世，新的抗真菌药物也已获批应用，但几类药物耐药性的出现，以及天然耐药性真菌感染率的升高，制约了这一发展趋势。

　　目前认为，大多数真菌可导致免疫功能低下或体质虚弱人群的严重感染。这些真菌是环境微生物，其自然环境为土壤或植物、木材、肥料堆或腐烂的食物。大多数真菌已为真菌学家、植物病理学家和食品微生物学家所熟知，但对于临床微生物学者来说，目前存在的问题是缺乏真菌鉴定的正规培训。这个过程颇具挑战性，因为这需要专业人员对微生物形态的重要性和多种真菌的不同结构与术语加以了解和熟悉。

　　以往，这本手册是为英国以及其他国家医院实验室的医生、科研人员和技术人员而编写的，但我们希望其他研究者对此书也感兴趣。本书以孢子产生的结构为基础，将这些菌种分章描述，而非简单地按字母顺序来介绍。每章均按照相似的菌种进行编排，方便读者在相邻的页面上找到同类或相似菌种。此外，我们还归纳总结了菌种在菌落外观和镜下特征两方面的鉴别诊断分析。尽管分子生物学方法比较重要，真菌的常规鉴定很大程度上仍取决于形态学鉴别。故在书中我们增加了培养和显微镜形态的彩色插图，有助于形态学鉴定。由于篇幅有限，书中未能囊括所有从临床标本中分离出的罕见菌种。在一些章节中，我们只能描述某一菌属中具有代表性的一种菌种，如果菌株与书中描述相类似，则需专家鉴定确认。

此版本中，我们增加了关于真菌鉴定的组织病理切片和涂片的章节，并保留了第一版中的两个附录，一是常见真菌学术语，二是补充书目，列出了一些有用的专著和文章名，以便读者浏览查阅。

Colin K. Campbell

Elizabeth M. Johnson

David W. Warnock

目　录

5 全壁芽生式分生孢子的霉菌 · Moulds with Holoblastic Conidia /98

8 毛霉及其相关属 · Mucoraceous Moulds and Their Relatives /202

11 真菌在组织学、镜下涂片、体液中的鉴定 · Identification of Fungi in Sections, Smears and Body Fluids /302

1 绪论（Introduction）

真菌（fungi）是真核生物中独立的一个组成成分，它们从活体生物或腐败的有机物中吸收营养。真菌于自然界中无处不在，在营养物从土壤—植物—土壤的循环中起着至关重要的作用。然而，绝大部分真菌侵犯植物或与植物共生，只有很少的一部分真菌会成为动物和人类病原体。不同真菌的大小和形状差别很大，可分为三大类：多细胞丝状真菌（霉菌 moulds）、单细胞真菌（酵母 yeasts）、双相真菌（dimorphic fungi），其中双相真菌可以根据生长条件的不同会长出多细胞丝状菌形态或单细胞酵母态的菌落。

大多数多核真菌的营养期包括芽管、分枝菌丝或菌丝体。每一个单独的菌丝都包裹着坚硬的细胞壁，并且随着顶端生长逐渐变长。在初级的真菌中，菌丝是没有间隔的（不分隔）。然而，更高级真菌的菌丝通过横壁（称为间隔）的数量分为数个节段或细胞，这种菌丝叫有隔菌丝（septate）。

酵母是单细胞真菌，细胞形态可呈圆形、卵圆形、狭长形或出芽形，出芽是一个无性繁殖的过程，主要是指从细胞的表面长出一个突起。芽增大后可以从母细胞上脱落，或自身又产生另一个芽，并可通过这种方式产生一个细胞链。在某些特定环境下，母细胞在出芽之前持续变长，产生一个狭长的细胞链，称为假菌丝（pseudohypha），假菌丝看起来很像霉菌的菌丝。然而与真菌丝不同的是，假菌丝细胞之间的连接处有明显的缩窄。部分酵母亦能产生具有间隔的真菌丝。小部分酵母通过分裂进行繁殖。酵母既非天然的也非正式的分类，而是真菌的一种生长方式。

医学中一些重要的真菌在侵犯组织的过程中改变了其自身生长形态。这些双相真菌通常在自然环境中是多细胞的菌丝相，而在组织中是出芽的单细胞酵母相。

真菌通过其繁殖体——孢子（spores）进行繁殖，后者由包含于同一个坚硬的孢壁内的单个或多个细胞构成。孢子可以通过无性过程（仅涉及有丝分裂）或有性过程（涉及减数分裂）产生。有些真菌是同宗配合的，能够在自身菌落内形成有性结构。但是大多数真菌是雌雄异株的，除非两个不同的交配菌株发生接触，否则不会产生有性结构。因此，在单克隆培养时通常不易发生有性生殖。有性孢子以及产生孢子的有性结构是传统的真菌分类基础。最近，通过有性结构的差异，真菌界可细分为不同的

Identification of Pathogenic Fungi, Second Edition. Colin K. Campbell, Elizabeth M. Johnson, and David W. Warnock.
© 2013 Health Protection Agency. Published 2013 by Blackwell Publishing Ltd.

门 (phyla)。两个门 (子囊菌门和担子菌门，Ascomucota 和 Basidiomycota) 和两个亚门 (sub-phyla) (毛霉亚门和虫霉亚门，Mucoromycotina 和 Entomophthoromycotina) 包括一些对人类和动物有致病性的菌株。

有性生殖

在真菌界中，大多数菌株属于双核亚界 (Dikarya) (字面意思是"双核"，因为其有性生殖过程涉及一个包含两个核融合的细胞)。此群包括两个门 (担子菌门和子囊菌门)。在双核亚界之外有许多更小的群，其有性生殖常涉及多个成对的细胞核融合于同一个细胞内，可见于毛霉亚门和虫霉亚门，这两个亚门已经取代了接合菌门 (Zygomycota)，接合菌门这个名称因为不符合种系发生关系现在已被取消。上述两者都因两个菌丝的多核顶端相互融合，于两个菌丝之间形成单个大的接合孢子 (zygospor)。这是一个多核的厚壁结构，能够耐受不良的环境条件。萌芽时发生减数分裂，并形成营养型单倍菌丝体。

相反，不同于接合孢子相对静止的特性，子囊菌门和担子菌门的有性繁殖可以快速传播和适应新生活环境。在这两群中，由于减数分裂产生大量的生命周期短的单倍体孢子，其二倍体期是短暂的。子囊菌门的有性孢子 (sexual spores 或 ascospores)，或子囊孢子产生于子囊 (asci) 中。每一个子囊通常包含 8 个子囊孢子 (ascospores)。此类真菌有从初级的、即产生单个子囊的形式向产生包含大量子囊的较大结构

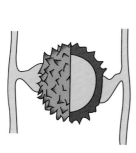
接合孢子

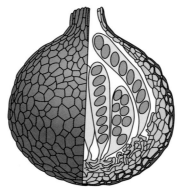
子囊果

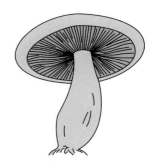
担子果

[即子囊果（ascocarps）] 逐渐转变的趋势。常见的有 3 种类型的子囊果：子囊壳（perithecium）通过顶端开口释放孢子；闭囊壳（cleistothecium）通过裂开释放其内容物；裸囊壳（gymnothecium）是一种开放疏松的由保护性菌丝构成的网状结构。

大多数担子菌门的有性孢子或担孢子（basidiospores），是从棒状的担子（basidia）顶端弹射出去的。这些孢子以大体可见的方式存在，也叫担子果（basidiocarps）。

虽然与有性生殖过程有关的结构对于进一步深刻理解真菌至关重要，但本书中描述的大部分真菌还是基于其无性生殖结构和孢子鉴定的。

无性繁殖

真菌也可以通过简单的单倍体核分裂（haploid nuclear division）而产生无性孢子。随之产生大量生命周期很短的繁殖体以确保传播至更多的生活环境。在许多真菌中，无性繁殖（anamorph）成功率高且非常高效，以至于在这些真菌中很难见到有性繁殖（teleomorph）的状态。这些真菌既往称为"半知菌"（the fungi imperfecti 或 *Deuteromycetes*）。这个概念包括子囊菌门和担子菌门的所有无性近亲，但不包括之前的接合菌门。随着系统发育学分析的进展，半知菌的概念在分类学中的作用越来越多余，因为大部分无性繁殖的真菌现在都可以和它们的有性繁殖亲缘归类在一起了。

分生孢子（conidia）

子囊菌门和担子菌门的无性孢子被称为分生孢子，由产孢细胞产生。在一些菌种中，产孢细胞与菌丝体的其他细胞没有差别。而在另外一些真菌中，产孢细胞包含于专门的菌丝结构或分生孢子梗（conidiophore）中。无性孢子的产生有两种基本方式：体生式（thallic）是分生孢子由已有菌丝直接断裂成几个细胞而产生；芽生式（blastic）是分生孢子从亲代细胞以出芽的形式产生。

体生式孢子发生

在体生式孢子发生过程中，分生孢子从一个已有的菌丝细胞中产生。具体方式为菌丝断裂成为几节形成各自独立的细胞或节孢子（arthrospores），或细胞形成厚的胞壁进而产生休眠孢子（resting spore）或厚壁孢子（chlamydospore）。

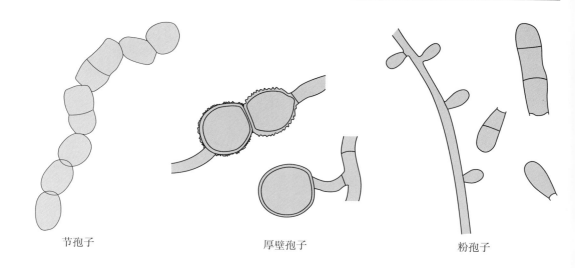

节孢子　　　　　　　　　　　厚壁孢子　　　　　　　　　粉孢子

节孢子（arthrospores）来源于现有菌丝的断裂，是最简单的无性孢子形成方式。大多数真菌中，间隔从中间裂开后，孢子末端留下断裂的痕迹。在某些情况下节孢子中间嵌入分裂的细胞，这些细胞溶解后节孢子被释放。这个过程在分开的节孢子末端留下明显的环形皱褶。以节孢子为主要产孢方式的霉菌在第 3 章有详细介绍。

粉孢子（aleuriospores）是介于体生式和芽生式孢子发生之间的一种产孢方式。此类孢子形成于菌丝的侧边或顶端，在分隔形成前的最初阶段可类似于短的菌丝分枝。因为在体生式孢子发生中，第二个孢子不可能在同一个点上形成。这种分生孢子的形式是皮肤癣菌（见第 4 章）的特征，但也见于其他一些重要的医学真菌（见第 4 章）。

芽生式孢子发生

许多真菌进化出一些可以反复出芽的生物学形式，使得它们能够从单个产孢细胞产生出大量的无性孢子。目前已确认两种芽生式孢子发生方式：全壁芽生式（holoblastic），即产孢细胞的内壁和外壁同时膨出以形成分生孢子；内壁芽生式（enteroblastic），分生孢子产生于产孢细胞内部，菌丝细胞壁的外层破裂，内层从破口伸出成为新的孢子壁。这两种芽生式孢子发生方式还可以根据孢子形成的细节进一步分类。

全壁芽生式孢子发生

在某些真菌中，产孢细胞一次只产生一个全壁芽生式分生孢子。在另一些真菌中，第一个形成的分生孢子产生第二个分生孢子，后者再产生第三个分生孢子，以此类推，直到形成一个孢子链，最后产生的孢子在最末端。因为一个分生孢子可以萌出一个以上的芽，所以可能产生有分枝的孢子链。霉菌产生全壁芽生式的分枝孢子链的例子包括枝孢霉属（*Cladosporium*）。在别的属，产孢细胞产生完第一个孢子后继续生长超过第一个产孢部位，产生第二个孢子〔合轴产孢（sympodial spore production）〕。如果这一过程重复发生，将会产生一个延伸的产孢细胞，叫作屈膝状分生孢子梗（geniculate conidiophore），在其侧缘有大量侧生的单个孢子。例如，在链格孢属（*Alternaria*）和离蠕孢属（*Bipolaris*）中会出现这种情况。第 4 章详细描述了产全壁芽生式孢子的霉菌。

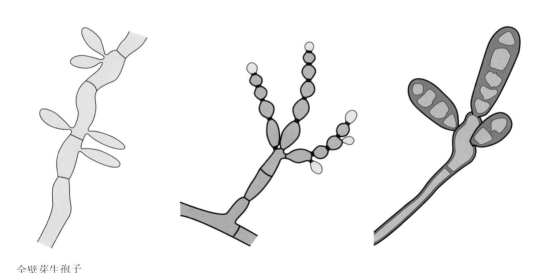

全壁芽生孢子

内壁芽生式孢子发生

在内壁芽生产孢的真菌中，分生孢子的孢壁从产孢细胞的内壁产生而来，孢子从产孢细胞外壁的开口产生。这样就可以出现在同一部位产生连续的一串孢子。这种产生分生孢子的特殊的产孢细胞就叫作瓶梗（phialide）。在一些真菌中，例如曲霉（*Aspergillus*）和青霉（*Penicillium*），瓶梗顶端内壁连续的再补充导致不分枝的相连的孢子链的形成，最新的孢子在最基底。第 6 章详细描述了内壁芽生链状产孢的霉菌。

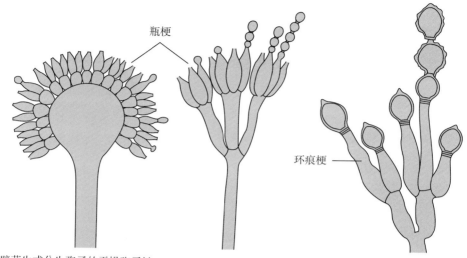

内壁芽生式分生孢子的干燥孢子链

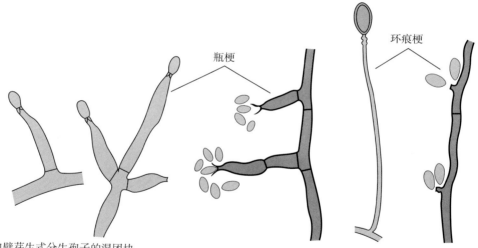

内壁芽生式分生孢子的湿团块

　　另外一些真菌，例如镰刀菌属（*Fusarium*）和枝顶霉（*Acremonium*），每一个连续的孢子都会产生一个新的孢壁内层。重复的产孢过程导致未被利用的孢壁物质在瓶梗顶端内积累。孢子之间相互的黏附不是很紧密，不断散落的孢子在瓶梗周围聚集形成了一个湿的团块。与曲霉和青霉不同，这些孢子不随气流传播，而是被一层湿的黏液包裹，继而适合水媒传播。第 7 章详细描述了产生湿团块的内壁芽生产孢的霉菌。

　　环痕梗（annellides），像瓶梗一样，是在其顶端产生不分枝的分生孢子链（帚霉属，*Scopulariopsis*）或分生孢子湿团块（赛多孢属，*Scedosporium*）的细胞。与瓶梗不同，环痕梗的长度在每产生一个新孢子时都会增加。一个产生过许多孢子的老环痕梗会在其顶端有一些根尖瘢痕或环痕。这些环痕是连续产生的孢子脱落后留下的，在光学显微镜下通常很难看到。

孢囊孢子（sporangiospores）

在之前的接合菌门中，一个主要的群——毛霉目（Mucorales）常在一个封闭的囊或孢囊（sporangium）中产生无性孢子或孢囊孢子，通过囊壁破裂把它们释放出来。孢囊位于分枝或不分枝的孢囊梗（sporangiophore）之上。这一门的不同种的真菌通过孢囊梗（sporangiophore）、孢子囊、孢囊孢子以及是否有假根（rhizoids，将孢囊梗锚定于基质层）来互相区别。此外，这些真菌还有粗大的、无间隔或几乎无间隔的菌丝。详情见第8章。

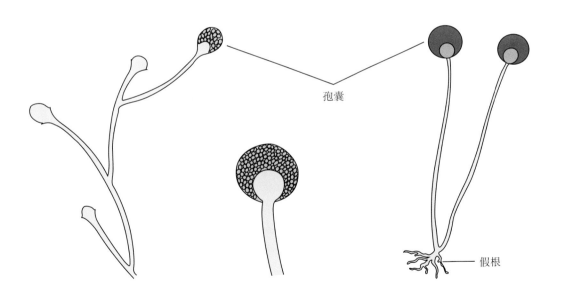

孢囊

假根

其他的有性和无性产孢方式

本书描述的大部分霉菌都是根据其无性生殖结构和孢子而鉴定的。然而，有一些致病霉菌在培养时产生子囊果或担子果等有性孢子，而不是无性孢子。这些霉菌在第9章详细描述。这一章还描述了几种能产生包含分生孢子（器孢子，pycnidiospores）

的肉眼可见的子实体 (fruiting bodies)（分生孢子器，pycnidium。复数为 pycnidia）的霉菌。此外，还包括几种不产孢的致病霉菌。

酵母

酵母既不是自然界存在的，也不是分类学界定的一个类别，而是广泛存在于子囊菌和担子菌纲真菌的一种生长形态。与霉菌不同，它们的鉴定依赖于形态学、生理学和生物化学特征的联合。第 10 章是关于临床实验室最常见的酵母以及鉴定时最常使用的检测方法。

"黑酵母 (black yeasts)"不是一个正式的分类学名称，其是指在生命周期中的某个阶段细胞壁有色素沉着，且能产生芽殖细胞的子囊菌和担子菌纲真菌。许多此类真菌既能形成全壁芽生式分生孢子，也能形成内壁芽生式分生孢子，甚至有时可发生于同一个菌丝体中。

真菌的命名法

真菌的命名规则是在提出一个新的菌种的名字时必须遵循 Botanical 命名法。许多常见并且分布广泛的真菌已经作为新菌种被描述报道过很多次了，因此拥有不止一个名字。总的来说，任何菌种的正确名称应该是符合 Botanical 命名法最早公布的名称。然而，为了避免混乱，该法则也允许某些例外。如当较早的命名被忽视而较晚的命名被广泛使用时，则采用较晚的命名，再改用较早的名字会引起学术交流的麻烦。

另一种情况下也需要更换真菌的名字：新的研究结果使某个菌种必须从一个属更换到另一个属，或者确定其属于一个新属。这种更名是很有次序的，但是规定特殊的称谓不能更改，除非其词缀符合拉丁语法规则。一个菌种不管更换多少次属名，正确的称谓始终是其命名的第一个字。

如果说真菌命名法有一点让人迷惑之处，那就是实际情况中许多真菌都有不止一个名字。这显然与生物学分类基本原则不太符合，后者要求一个生物只能有一个正确的名字。在许多情况下，真菌的两个名字，一个是命名其有性阶段（有性型），另一个是命名其无性阶段（无性型）。这种情况通常是因为其有性型和无性型是在不同时间被描述和命名，而且那时并未认识到这两者之间的联系。在 Botanical 命名法中，两个名字都有效，不过有性型的名字优先于无性型。然而实际上，真菌的无性型名字更常用，因为在培养时通常得到的是其无性阶段。

兼具无性期和有性期的真菌的命名颇具难度，每种真菌只能产生唯一的一种有性型，但一些有性型真菌可以有不止一种的无性繁殖方式，这又会产生不同的名字。"共无性型"（synanamorph）指的就是其中的每一种无性型。

真菌的鉴定

本书的大部分章节都包括了所讲述菌种的一个或多个二叉式检索表。下面我们给出一个总表以指导读者检索在各章节中见到的某些真菌。鉴定所需的信息以相反的特点组合成对（或三个一组），并被连续编号于左侧。每组的数字都要么指向本行右侧的真菌的名字，要么指向另一组的编号。要使用本检索表，先从数字 1 开始，看符合本对（组）特征中的哪一个。除了第 10 章（酵母）之外，描述内容的排列都遵循检索表给出的顺序，以便把相似的菌种放在一起更容易比较。

主要真菌的检索表

1a	黏液样菌落包含出芽细胞，不伴有或伴有很少菌丝	2
1b	菌落伴有菌丝	3
2a	黑色菌落	第 5 章（出芽短梗霉）和第 7 章（部分）
2b	白色，乳酪样，粉色或红色菌落	第 10 章（酵母）
3a	菌丝基本无隔	第 8 章毛霉
3b	菌丝分隔	4
4a	菌丝破裂成为节孢子；无其他类型孢子	第 3 章（产节孢子的霉菌）
4b	没有节孢子；或出现其他类型孢子	5
5a	孢子成链	6
5b	孢子不成链	7
6a	孢子链分枝	第 5 章（产全壁芽生式分生孢子的霉菌）

6b　孢子链不分枝	第 6 章（内壁芽生式分生孢子形成链状的霉菌）
7a　孢子在菌丝侧缘单个形成或成短分枝	第 4 章（产粉孢子的霉菌），第 5 章（部分）
7b　孢子在同一部位重复产生，聚集成湿团块	第 7 章（有环痕梗或瓶梗的霉菌）
7c　可见子实体	第 9 章（其他霉菌）

2 霉菌的鉴定（Identification of Moulds）

丝状真菌的鉴定基于大体（菌落）和微观特征。自本书第一版发布以来 17 年间，新的菌种命名不断出现，其中许多菌种的鉴定更依赖于核酸测序，而非传统的形态学，因而，非典型的、罕见的或不产孢霉菌等真菌的最终鉴定，往往需要分子生物学的支持，认识这一点很重要。

霉菌（moulds）分子生物学分析的一项重要成果是明确了许多具有重要医学意义的菌种，事实上是由一系列遗传学不同但形态学相同的菌种组成的复合体。尽管如此，作为临床诊断大部分病原微生物的第一步，微观形态学依然是标准方法。在初步鉴定中可以粗略鉴定到种复合体水平。

大体特征，如菌落形状，表面颜色和产生的色素往往有助于鉴定。霉菌菌落的生长速率取决于培养基的种类和培养温度，但鉴于条件都是标准化的，鉴定时只需参考大体的菌落特征。微观结构例如孢子和产孢细胞的形态学检查，是霉菌鉴定的重要组成部分。无法产孢的霉菌往往难以分类，因此选择有利于产孢的培养条件非常重要。

如今许多临床实验室将 DNA 测序作为真菌鉴定常规方法的一部分。在形态学鉴定无法明确的情况下，可选用 DNA 测序方法鉴定分离株。当分离株表现出不典型的形态、不能产孢、培养时间过长或在特殊的培养基上才能产孢、表型无特异性的或易混淆时，这种方法可能有所帮助。

培养基

霉菌菌落的结构和颜色受培养时间和微生物生长的琼脂培养基的影响。这些特性有助于鉴定。由于目前普遍使用的是沙氏葡萄糖蛋白胨琼脂培养基，故本书的描述均基于此培养基。但该培养基包含很多不同的成分，含或不含抗生素，霉菌的形态学表现尤其是颜色在不同配方的培养基上不尽相同，故最好选择同一家制造商供应的产品。霉菌往往在营养丰富的培养基上（如葡萄糖蛋白胨琼脂培养基）生长最好，但菌丝生长过多常导致产孢减少。如果一个霉菌分离株在 2 周后没能产生孢子或其他可辨识的结构，应转至营养不太丰富的培养基上传代培养，以促进孢子形成，便于鉴定。本章结尾列出了一些常用培养基的配方。

Identification of Pathogenic Fungi, Second Edition. Colin K. Campbell, Elizabeth M. Johnson, and David W. Warnock.
© 2013 Health Protection Agency. Published 2013 by Blackwell Publishing Ltd.

玻片的制备方法

制备玻片进行显微镜检查是霉菌培养物鉴定的最重要的部分。如果玻片制备良好，将为真菌的鉴定提供孢子形状、排列以及其他结构方面的充足信息。通常的方法是在干净的载玻片上滴一滴封固液（如乳酸品红或乳酸酚棉蓝），用一根坚硬的尖针蘸取一些培养皿表面生长物置于封固液上。然后用两根尖针拨开标本，盖上盖玻片，轻压，使之在玻片上展开，再在显微镜下用10倍和40倍的物镜检查。

还有其他几种玻片制备方法可用于真菌的显微镜检查。其中最有效的方法之一是使用透明胶带。用剪刀剪下一小片胶带（约20 mm长），置于一根硬针的末端。胶带置于培养物表面，黏合面向下，用第二根针在胶带背面轻压，在显微镜载玻片上滴一小滴封固液，将涂覆的胶带黏合面向上放置，在胶带上再滴一小滴封固液，盖上玻片。

如果制备的玻片上未显示有孢子，试着在菌落中心附近取材往往有所帮助，那里的霉菌更成熟，有更多的时间产孢。如果孢子过多，孢子结构不能辨认，试着在菌落边缘附近取材则往往更有帮助。如果在制备的玻片上未发现孢子，有时需要取下培养皿上的盖子，在低倍显微镜下检查菌落以寻找产孢的证据。

无论"针"还是"胶带"的方法均为显微镜检查提供了合适的标本，但各有不足之处。针取标本无法取出链状和湿的团块状的孢子，而这些特征用胶带标本观察更好。另一方面，一些深藏在菌丝中的结构如分生孢子器和孢子，胶带无法粘取，需要用针挑方法。针也能用于研究琼脂下方真菌生长的情况。乳酚和乳酸品红等封固液可侵蚀某些类型的胶带，故胶带法不适合制备久存的玻片。针取法可以用DPX沿着边缘密封玻片以长期保存。

玻片培养法

玻片培养法可观察孢子完整的排列或产孢结构。在培养皿中放一个由弯曲的玻璃棒支撑的无菌载玻片，其上放置一块正方形合适的营养琼脂（小于盖玻片），然后将要鉴定的真菌菌丝部分接种到琼脂块的四边，培养皿底部加上清洁的蒸馏水，更换培养皿盖子，置30 ℃孵育。一旦产生足够的孢子，将盖玻片从琼脂上移除，在一个干净的载玻片上滴一滴固定液，盖玻片上附着的菌丝朝下置于其上。然后移除丢弃琼脂块，留下载玻片上附着的菌丝。加封固液，盖上干净的盖玻片。这种制片可以密封长期保存。

双相病原体从菌丝相向酵母相转化

商品化试剂盒可用于快速鉴定双相真菌——荚膜组织胞浆菌、皮炎芽生菌、巴西副球孢子菌及申克孢子丝菌。其中包括 AccuProbe 试剂盒（Gen-Probe 公司，美国）和体外抗原试剂盒（Immunomycologics 公司，美国）。此外，可以通过诱导菌丝相向酵母相转化进一步支持鉴定。球孢子菌属向致病相［内孢囊或小球体（spherule）］转化难以确定，也不太常用。请注意，所有这些真菌，除申克孢子丝菌外，都是非常危险的病原体，只能在达到安全标准的实验室的条件下处置（英国危险度分级 3 级或相当）。

向酵母相转化通常需要专门的培养基，温度需高于 35 ℃。许多文献报道了不同菌种转化条件的研究，不同的专业实验室有自己偏爱的转化方案。细菌血琼脂、热处理后的血（"巧克力"）琼脂、脑心浸液琼脂或沙氏葡萄糖蛋白胨琼脂都能完成转化。无论应用何种培养基，转化往往都会形成酵母细胞混合菌丝存在的菌落，可能需要连续传代培养才能完全转化为酵母相，同时保持琼脂表面不要过于干燥而利于转相。

霉菌鉴定培养基（Media for Mould Identification）

玉米粉琼脂（cornmeal agar）

该培养基有利于某些霉菌产生子囊果和分生孢子器。

玉米提取物	2 g
琼脂	15 g
蒸馏水	1 L

加热至溶解。121 ℃高压灭菌 15 min。

察氏琼脂（Czapek-Dox agar）

此培养基推荐用于曲霉属和青霉属的鉴定。它也有利于毛霉产生孢子囊。

蔗糖	30 g
硝酸钠	2 g
氯化钾	0.5 g
甘油磷酸镁	0.5 g
硫酸钾	0.35 g
硫酸亚铁	0.01 g
琼脂	12 g
蒸馏水	1 L

加热至溶解。121 ℃高压灭菌 15 min。

皮肤癣菌鉴定琼脂（dermatophyte test agar）

皮肤癣菌可使该培养基颜色变红，有助于将皮肤癣菌与其他霉菌区分开。关键要记住某些非皮肤癣菌的霉菌也可以产生颜色的变化。

葡萄糖	40 g
真菌蛋白胨	10 g
苯酚红	0.2 g
琼脂	12 g
蒸馏水	1 L

加热至溶解。121 ℃高压灭菌 15 min。

麦芽提取物琼脂（malt extract agar）

此培养基营养丰富，可替代沙氏培养基用于霉菌，包括皮肤癣菌形成孢子。

麦芽提取物	30 g
真菌蛋白胨	5 g
琼脂	15 g
蒸馏水	1 L

加热至溶解。115 ℃高压灭菌 10 min。

菲尔波特尿素琼脂（Philpot's urea agar）

如果真菌产生尿素酶，该培养基颜色会变红。可用于区分红色毛癣菌（通常尿素酶阴性）与趾间毛癣菌（尿素酶阳性）。关键要记住，颗粒型红色毛癣菌以及大多数皮肤癣菌，亦会产生阳性结果。

葡萄糖	5 g
真菌蛋白胨	1 g
氯化钠	5 g
磷酸二氢钾	2 g
苯酚红	0.012 g
琼脂	15 g
蒸馏水	1L

加热至溶解。115 ℃高压灭菌 20 min。冷却至 50 ℃，加入 40% 的无菌尿素溶液 50 ml。

马铃薯葡萄糖琼脂（potato dextrose agar）

这是一个很好的通用培养基，有利于许多霉菌的孢子形成，还可使一些皮肤癣菌产生色素。

葡萄糖	20 g
马铃薯提取物	4 g
琼脂	15 g
蒸馏水	1 L

加热至溶解。121 ℃高压灭菌 15 min。

沙氏葡萄糖蛋白胨琼脂（Sabouraud's glucose peptone agar）

该培养基推荐用于皮肤癣菌与其他需要富含有机氮底物的霉菌的分离和培养。可以添加抗生素（特别是氯霉素）控制细菌污染。

葡萄糖	40 g
真菌蛋白胨	10 g
琼脂	15 g
蒸馏水	1 L

加热至溶解。121 ℃高压灭菌 15 min。

封固液（Mounting Fluids）

乳酚（lactophenol）

苯酚晶体	20 g
乳酸	20 ml
甘油	40 ml
蒸馏水	20 ml

　　逐渐加热至溶解，避免日光直射保存。

乳酸酚棉蓝（lactophenol cotton blue）

棉蓝	0.075 g
乳酚	100 ml

　　避免日光直射保存。

乳酸品红（lactofuchsin）

酸性品红	0.1 g
乳酸	100 ml

　　避免日光直射保存。

3 节孢子型霉菌 （Moulds with Arthrospores）

引言

节孢子来源于断裂菌丝，是最简单的体生式孢子发生形式，并且多个种属的真菌都已进化出此种产孢方式。临床实验室工作中会遇到很多有节孢子的霉菌，其中很多只能作为污染菌。在本章中，仅描述以节孢子为主要鉴别结构并具有临床意义的霉菌。其次是产生节孢子和其他孢子形式的霉菌，如皮肤癣菌；以及主要以酵母样菌落形态存在的真菌，如白地霉 （*Geotrichum candidum*），这些则在后面的章节描述；第三类在此排除的是纯白色的快速增长的絮状霉菌，其中很多是从空气播散的担子菌孢子发展成的污染菌。

棕色、绿色、红色或紫色的菌落一般没有关节孢子。大部分有节孢子的真菌缺少色素，呈现白色或奶油色菌落。值得注意的是，新暗色柱节孢 （*Neoscytalidium dimidiatum*）是例外，其菌落为褐色或黑色。节孢子型霉菌检查的第一步是确定是否存在另一种孢子形式。如果存在，鉴定应该基于另一种孢子形式；如果没有，则应寻找将节孢子从亲源菌丝中分离出的方法。在大多数类型的真菌中，间隔从中间分开 2 个细胞，在圆柱状孢子末端留下撕裂的细胞壁的残留痕迹。在少数情况下，特别是危险 3 级微生物中的粗球孢子菌 （*Coccidioides immitis*）和波萨达斯球孢子菌 （*Coccidioides posadasii*），其节孢子由两侧特殊的空细胞分裂释放，在邻近分裂细胞的破裂处残留部分的末端留下一个明显的皱褶。

Identification of Pathogenic Fungi, Second Edition. Colin K. Campbell, Elizabeth M. Johnson, and David W. Warnock.
© 2013 Health Protection Agency. Published 2013 by Blackwell Publishing Ltd.

节孢子型霉菌检索表

1a	暗褐色或黑色的菌落	新暗色柱节孢
1b	白色或奶油色的菌落	2
2a	节孢子与空细胞规律交替	3
2b	节孢子未被空细胞隔开	4
3a	节孢子大多宽于 2 μm（也见于某些皮肤癣菌：第 4 章）	粗球孢子菌属
3b	节孢子大多 1~1.5 μm 宽	畸枝霉属
4a	有小的气生菌丝体的菌落（见第 10 章）	白地霉属和毛孢子菌属
4b	絮状菌落	5
5a	快速增长（1 周内直径 >20 mm）	6
5b	缓慢增长	加拿大甲霉
6a	大量节孢子，4~8 μm 宽，变圆，中央常有分隔	新暗色柱节孢透明变种
6b	少量节孢子，2~5 μm 宽，末端扁平	担子菌类霉菌

新暗色柱节孢（*Neoscytalidium dimidiatum*）

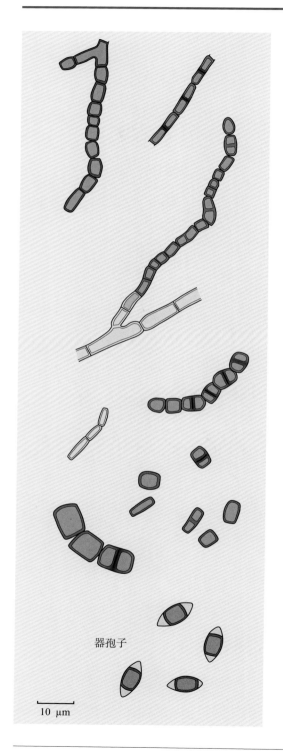

器孢子

10 μm

菌落形态

30 ℃　葡萄糖蛋白胨琼脂培养基

直径	大多数菌株在 3 天内生长 90 mm（但可见变种形式）
表面形态	生长旺盛，往往充满培养皿
质地	絮状
颜色	先为白色，很快变为黑色或暗褐色
背面	黑色或暗褐色

显微镜下特征

30 ℃

主要特征	褐色的节孢子
节孢子	细而无色的节孢子及宽的褐色壁的节孢子在气生菌丝体内大量产生；很多可见厚隔膜分开的 2 个细胞
分生孢子器	某些菌株在陈旧性培养基的表面可形成直径 1~2 mm、坚硬的黑色子座（stroma），其中有多个分生孢子腔充满了器孢子。未成熟时后者是单细胞、无色的，但变成 3 个细胞时，中央的细胞较末端细胞暗。分生孢子器的状态参考芒果新壳梭孢（*Neofusicoccum mangiferae*）

变种类型

透明变种	增长率快，产生大量薄壁无色素的节孢子；菌落保持白色，背面无色
缓慢生长型	致密而柔软的橄榄棕色生长的菌落（1 周内直径可达 10 mm），有黑色下沉的边缘，几乎没有节孢子，感染主要源自印度次大陆

鉴别诊断

菌落形态	可可毛色二孢菌 (*Lasiodiplodia theobromae*) 及其他缺乏特征性节孢子的霉菌
镜下特征	一般没有真菌具有此菌所特有的褐色节孢子；产孢较差的菌株可能类似马杜拉分枝菌属 (*Madurella* spp.)

有性期

未知。

临床意义

该菌较易辨认。是移民至欧洲和北美的热带与亚热带地区人手足皮肤和甲感染不常见的病原体，在西非和东南亚也有此类病例报道。地理分布区包括大部分的加勒比群岛、南美部分地区、非洲、印度次大陆、东南亚和西太平洋岛屿。不像皮肤癣菌病，这些霉菌感染不会接触传染。

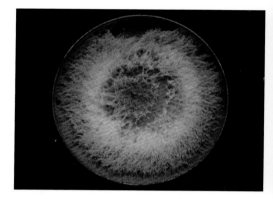

新暗色柱节孢培养（正面）

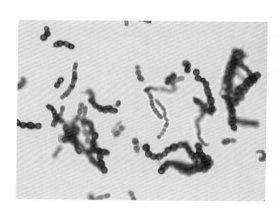

新暗色柱节孢，镜下可见较新的细胞被品红染成粉红色

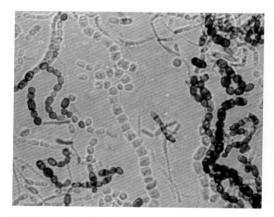

新暗色柱节孢，镜下可见排列成链的暗色孢壁、双细胞节孢子

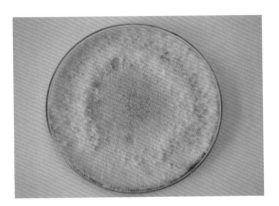

新暗色柱节孢透明变种培养（正面）

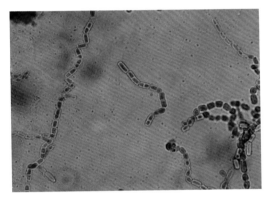

新暗色柱节孢，透明变种显微镜下可见细胞壁无色素，因此被品红染色

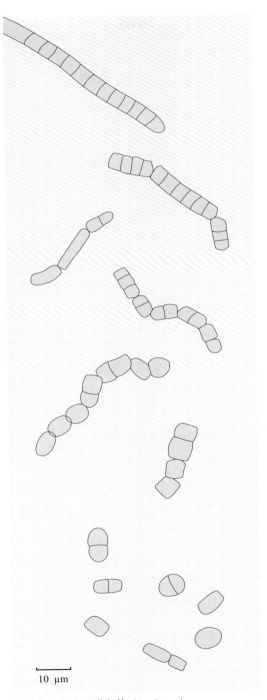

10 μm

新暗色柱节孢透明变种（*hyalinum*）

球孢子菌属（*Coccidioides* species）

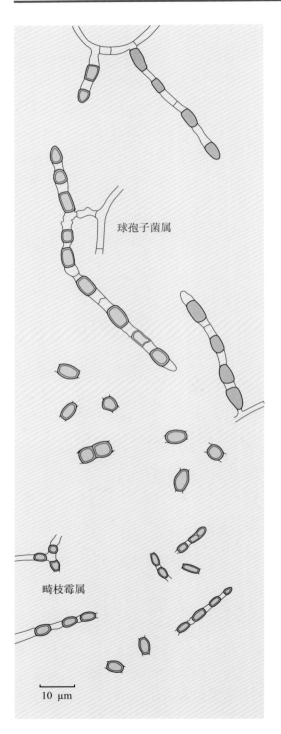

球孢子菌属

畸枝霉属

10 μm

危险度分级：3 级危险病原体

菌落形态

30 ℃　葡萄糖蛋白胨琼脂培养基

直径	10~20 mm / 周
表面形态	平坦的，有完整或不规则的边缘
质地	开始光滑无毛，很快变为絮状
颜色	苍白色至中等浅灰色，随时间推移变为棕褐色
背面	无色至褐色

显微镜下特征

30 ℃

主要特征	通常在 7~10 天内出现大量成熟的节孢子，末端明显有痕
节孢子	厚壁、桶状、大多为 2.5~4.5 μm × 3~8 μm，产生于末端的菌丝直角分枝，与没有内容物的薄壁细胞呈交互式生长，并可破裂释放孢子

变种类型

菌株有弥漫的褐色色素；菌株表面可有皱褶；菌株为淡粉色、肉桂色或黄色

鉴别诊断

菌落形态　许多皮肤癣菌及金孢子菌属 (*Chrysosporium* spp.)、皮炎芽生菌 (*Blastomyces dermatitidis*)、巴西副球孢子菌 (*Paracoccidioides brasiliensis*)（类似于球孢子菌属，可在含放线菌酮的培养基上生长）

镜下特征　与畸枝霉属 (*Malbranchea* spp.) 几乎完全相同，但它们的节孢子往往较窄，大多是圆柱形，而不是桶形；有些皮肤癣菌种和金孢子菌属产生一连串不规则交互性的节孢子

注：球孢子菌属的鉴定需证明有恰当的外抗原或在特殊培养基上增加 CO_2 压力于 37~40 ℃ 时转变为内孢囊或小球体 (spherule)。球孢子菌属 AccuProbe 试验 (Gen-Probe 公司，美国) 既敏感又特异，尽管用甲醛预处理菌株可能导致假阴性结果。AccuProbe 试验可在数小时内完成，但不能区分球孢子菌属两个种之间的差别；它还可以用来鉴别不能形成关孢子的不典型菌株。

区别球孢子菌属的两个种需要分子生物学试验。粗球孢子菌种 (C. *immitis*) 目前仅限于加利福尼亚分离株，而波萨达斯球孢子菌 (C. *posadasii*) 包含的分离株来自北美洲和中南美洲。

有性期

未知。系统进化分析法显示球孢子菌属（*Coccidioides* spp.）与爪甲团囊菌目（Onygenales）有亲缘性。

临床意义

这些微生物被吸入后会引起一系列广泛的临床表现，从无症状的肺部感染，到急性或慢性的肺部疾病，或更广泛播散的疾病。该致病菌在大多数病例中有自限性且无关紧要，但部分感染仍可进展或扩散，产生严重后果，甚至死亡，即使在免疫功能正常的人群。大多数球孢子菌病的病例发生于美国西南部，但该病也流行于美洲中部和南部部分地区。流行区的游客中有暴发和散发的病例。

　　球孢子菌属（*Coccidioides* spp.）可能对操作活菌培养的实验室工作人员造成严重的威胁。必须置于安全容器内（斜面而不是平板）小心操作，因为节孢子易传播且有高度的感染性，高浓度下有感染的危险。涉及球孢子菌属孢子生成培养的全部过程应在生物安全柜内于生物安全水平 3（BSL3）防范条件下完成。在某些国家，疑似含有该微生物的临床样本也必须在 BSL3 防范条件下处理。

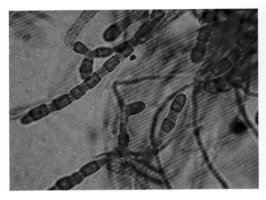

球孢子菌属显微镜下显示节孢子与薄壁的孢间连体细胞交替而成的链

加拿大甲霉（*Onychocola canadensis*）

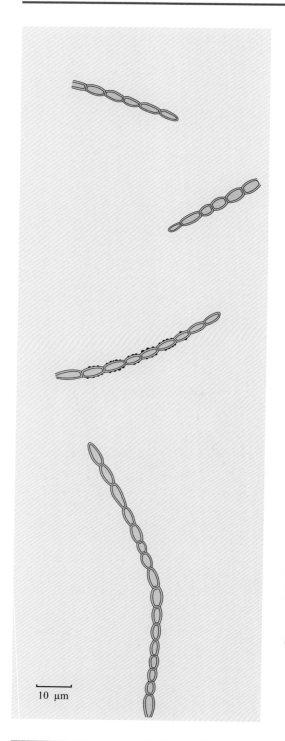

菌落形态

30 ℃ 葡萄糖蛋白胨琼脂

直径	5 mm / 周
表面形态	圆顶状
质地	致密的絮状至天鹅绒状
颜色	白色至奶油色或浅灰色
背面	浅褐色至灰色

显微镜下特征

30 ℃

主要特征 小卵圆形节孢子长链

节孢子 生长缓慢，尤其是在葡萄糖蛋白胨琼脂上；产生于相对未分化的菌丝；有时是单个的，由邻近的空细胞破裂释放，或在长链内，由间隔断裂释放（如果有这种情况）；单个孢子为椭圆形至不规则形、光滑至轻度粗糙，4~8 μm × 2~5 μm，偶尔有较大的双细胞

鉴别诊断

菌落形态 金孢子菌属（*Chrysosporium* spp.）；一些皮肤癣菌

镜下特征 畸枝霉属（*Malbranchea* spp.）；球孢子菌属（*Coccidioides* spp.）；许多担子菌类霉菌

有性期

结节蛛网菌（*Arachnomyces nodosetosus*）。

临床意义

是甲感染的罕见原因。

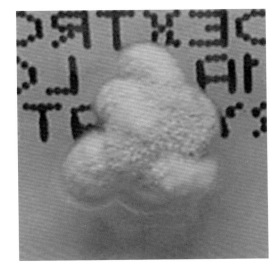

加拿大甲霉培养（正面）

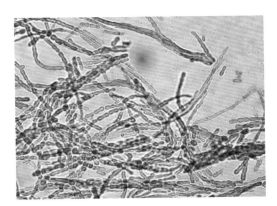

加拿大甲霉镜下显示小卵圆形节孢子链

4 粉孢子型霉菌（Moulds with Aleuriospores）

Ⅰ. 皮肤癣菌（The Dermatophytes）

引言

皮肤癣菌（dermatophytes）寄生于角质层中，属于无性菌属，包括表皮癣菌属（*Epidermophyton*）、小孢子菌属（*Microsporum*）、毛癣菌属（*Trichophyton*）。与那些在本章Ⅱ中描述的真菌相似，它们在腐生状态（培养）下产生粉孢子（aleuriospores）。一些菌种可在土壤（亲土的）中发现，有些菌种有一个或多个动物宿主（亲动物的），还有一些仅限于人（亲人的）。这些菌种几乎均是人类致病菌，所致疾病称之为皮肤癣菌病，常发生于特定的部位。因此，感染部位、动物或土壤接触史等临床细节有助于实验室诊断。

具有有性繁殖能力的皮肤癣菌归类于有性菌属——节皮菌属（*Arthroderma*），属于子囊菌门（Ascomycota）、爪甲团囊菌目（Onygenales）、裸囊菌科（Arthrodermataceae）。连同一些非致病性的亲缘体，这些真菌可产生包含子囊和子囊孢子的子囊果。

皮肤癣菌的生长速度、菌落形态、结构和颜色有很大差异，显微镜下形态有助于明确这些特征。一般而言，菌落颜色包括白色、奶油色或粉红色、红棕色或紫色。可产生绿色、暗橄榄棕色或黑色菌落的霉菌并非皮肤癣菌。

菌落特征可受到琼脂的影响。由于沙氏葡萄糖蛋白胨琼脂培养基的使用普遍，本章的描述均基于此培养基。因培养基有多种配方，故选择同一家制造商供应不失为明智之举，因为真菌的形态学表现，尤其色素会因培养基的不同而产生差异。皮肤癣菌在麦芽汁琼脂上的产孢并非像在葡萄糖蛋白胨琼脂上那样丰富，需要做次代培养，可通过产生粉孢子来确定难以辨认皮肤癣菌的分离菌株。需指出的是，某些情况下，这些培养基培养的菌落特征和显微镜特征不同于此章中的葡萄糖蛋白胨琼脂培养基。

鉴定皮肤癣菌时，应先从葡萄糖蛋白胨琼脂平板中取一些菌落，在显微镜下判断是否有以下特征：①以大分生孢子（macroconidia）为主；②以小分生孢子（microconidia）为主；③无孢子产生。本章的关键是结合显微镜和菌落特征在种的水平上鉴别常见皮肤癣菌。

Identification of Pathogenic Fungi, Second Edition. Colin K. Campbell, Elizabeth M. Johnson, and David W. Warnock.
© 2013 Health Protection Agency. Published 2013 by Blackwell Publishing Ltd.

　　分子系统发育研究有助于目前应用的 3 种无性皮肤癣菌菌属的分类：表皮癣菌属、小孢子菌属和毛癣菌属。然而，一些早已被认识的菌种，例如红色毛癣菌和苏丹毛癣菌，在现代分子分析中已被证实为相同菌种。考虑到这两个菌种有不同的形态学和流行病学特征，我们在此章中选择保留这两个菌种。

　　对于一些少见皮肤癣菌（多数为土壤腐生菌）的描述，见本章的最后。

　　记住一些粉孢子型真菌很重要，尤其金孢子菌属，易被误认为皮肤癣菌（见本章Ⅱ）。

天然宿主和人类感染部位

　　根据皮肤癣菌的常见宿主是否为土壤、动物或人，将它们定义为亲土性（geophilic）、亲动物性（zoophilic）和亲人性（anthropophilic）（表 4-1）。这些生态差异有重要的流行病学意义，与人类感染的获得、感染部位及感染的传播息息相关。

表 4-1　天然宿主和人类感染

菌种		宿主	常见感染部位
	絮状表皮癣菌	人	腹股沟、足
小孢子菌属	奥杜盎小孢子菌	人	头皮
	犬小孢子菌	猫，狗	头皮，面部，躯干，四肢
	马小孢子菌	马	头皮，面部，躯干，四肢
	粉小孢子菌	土壤	面部，躯干，四肢
	石膏样小孢子菌	土壤	面部，躯干，四肢
	杂色小孢子菌	啮齿类动物	面部，躯干，四肢
毛癣菌属	同心性毛癣菌	人	面部，躯干，四肢
	刺猬毛癣菌	刺猬	面部，躯干，四肢
	马毛癣菌	马	面部，躯干，四肢
	趾间毛癣菌	人	足，甲
	须癣毛癣菌	啮齿类动物	头皮，面部，躯干，四肢
	红色毛癣菌	人	足，腹股沟，躯干，四肢
	许兰毛癣菌	人	头皮
	苏丹毛癣菌	人	头皮，面部，躯干，四肢
	断发毛癣菌	人	头皮，面部，躯干，四肢
	疣状毛癣菌	牛	头皮，面部，躯干，四肢
	紫色毛癣菌	人	头皮，面部，躯干，四肢

皮肤癣菌引起的毛发损害

所有感染皮肤和甲的皮肤癣菌均有相同的外观，即菌丝有分隔，宽度规则，有分枝，常断裂形成链状排列的节孢子。在头皮和面部毛发中，菌丝可断裂形成节孢子，所涉及菌种的大小和感染方式见表4-2。犬小孢子菌（*Microsporum canis*）和奥杜盎小孢子菌（*M. audouinii*）的节孢子直径为 2~3 μm，在毛干外形成不规则串珠。此种头发感染模式定义为发外型（ectothrix）。毛癣菌属和石膏样小孢子菌（*M. gypseum*）节孢子较大，可以在毛干表面和毛干内产生（发内－外型，ecto-endothrix）。而节孢子局限于毛发内部的感染，称为发内型（endothrix）。脓癣，是由许兰毛癣菌（*T. schoenleinii*）感染引起，是发内型毛发感染的一种特殊形式。毛发中的菌丝也有空气间隔，但不会形成节孢子。絮状表皮癣菌（*Epidermophyton floccosum*）、杂色小孢子菌（*M. persicolor*）和同心性毛癣菌（*T. concentricum*）不感染毛发。

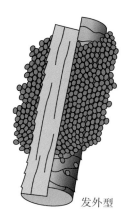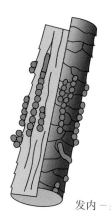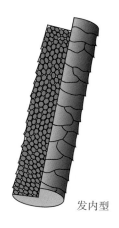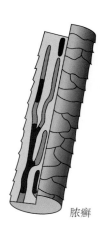

发外型　　　　　　　　发内－外型　　　　　　发内型　　　　　　脓癣

表 4-2　可感染头发的一些常见皮肤癣菌特征

菌种	粉孢子大小（μm）	分布
奥杜盎小孢子菌	2~5（小）	发外型
犬小孢子菌	2~5（小）	发外型
须癣毛癣菌	3~5（小）	发外型
断发毛癣菌	4~8（大）	发内型
疣状毛癣菌	5~10（大）	发外型
紫色毛癣菌	4~8（大）	发内型

以产大分生孢子为主的皮肤癣菌检索表

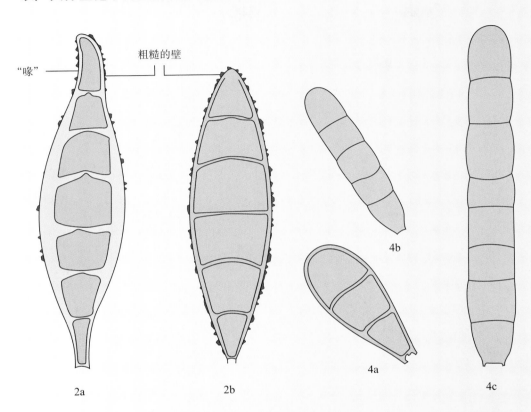

1a	外壁粗糙的大分生孢子	2
1b	光滑的大分生孢子	4
2a	末端有"喙"的大分生孢子	3
2b	末端无"喙"的大分生孢子	石膏样小孢子菌, 粉小孢子菌
3a	大的大分生孢子（>50 μm）	犬小孢子菌
3b	较小的大分生孢子（<50 μm）	马小孢子菌
4a	卡其褐色至黄绿色菌落	絮状表皮癣菌
4b	白色、奶油色或黄色菌落	土生毛癣菌, 阿耶洛毛癣菌
4c	紫色菌落	红色毛癣菌颗粒型

以产小分生孢子为主的皮肤癣菌检索表

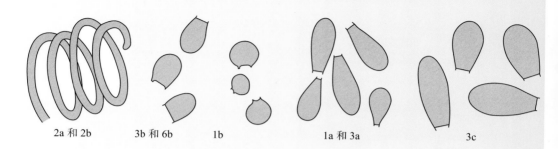

2a 和 2b   3b 和 6b   1b   1a 和 3a   3c

1a	菌落表面白色柔软；背面棕红色，突然过渡为狭窄的、白色或奶油色边缘；钉样小分生孢子	红色毛癣菌
1b	菌落表面呈奶油色柔软颗粒状；背面中间为暗褐色，向外逐渐过渡为宽的白色或奶油色边缘；圆形小分生孢子	2
1c	其他菌落	3
2a	人（足部）来源菌株；螺旋状菌丝和大分生孢子罕见	趾间毛癣菌
2b	人（非足部）菌株或动物来源；菌落背面有褐色纹理；螺旋状菌丝和大分生孢子常见	须癣毛癣菌
3a	小的小分生孢子，钉样	4
3b	小的小分生孢子，椭圆形或圆形，宽的基底	6
3c	较大的小分生孢子，椭圆形；菌落背面呈褐色	7
4a	菌落平坦，白色柔软；背面呈亮黄色	刺猬毛癣菌
4b	菌落平坦，浅黄色至奶油色，柔软；背面呈褐色，边缘为黄色	马毛癣菌
4c	菌落絮状，白色；背面非亮黄色	5

5a	菌落生长缓慢（<10 mm／周）	疣状毛癣菌产孢变种
5b	菌落中等速度生长（10~15 mm／周）	红色毛癣菌无色素型变种
5c	菌落生长相对较快（20~30 mm／周）	趾间毛癣菌绒毛型
6a	菌落生长缓慢（5~10 mm／周）；菌落布满粉红色或黄色；背面黄色；菌落边缘反折性菌丝（琼脂中的菌丝）	苏丹毛癣菌
6b	菌落中等速度生长（15~25 mm／周）；反面褐色；小分生孢子基底宽，在菌丝分枝的末端形成	杂色小孢子菌
7a	菌落颗粒状至绒毛状，部分呈红色；背面呈暗褐色，清晰的白色或奶油色边缘	红色毛癣菌颗粒型
7b	菌落颗粒状至绒毛状，褐色至奶油色；背面暗褐色，边缘无色	断发毛癣菌

不伴有大分生孢子或小分生孢子的皮肤癣菌检索表

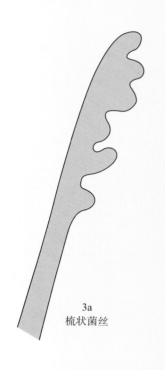

3a
梳状菌丝

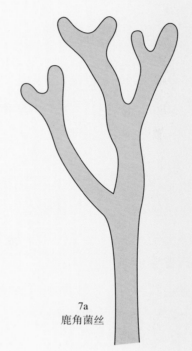

7a
鹿角菌丝

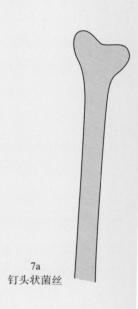

7a
钉头状菌丝

1a	生长中度快速（1 周内 >15 mm）	2
1b	生长缓慢（1 周内 <15 mm）	5
2a	菌落密集颗粒状	红色毛癣菌
2b	菌落松散的颗粒状或绒毛状	3
3a	背面呈淡粉褐色；梳状菌丝	奥杜盎小孢子菌
3b	背面黄色	4
4a	背面呈明亮的橘黄色；大部分菌落为非气生型	趾间毛癣菌结节型
4b	背面亮黄色，菌落多为颗粒状	犬小孢子菌
5a	菌落暗紫褐色，少或无气生长	紫色毛癣菌

5b	菌落白色、灰色或奶油色，颗粒状或有褶皱	6
6a	菌落明显褶皱	7
6b	菌落几乎无小分生孢子，呈羊毛状的	疣状毛癣菌
7a	钉头状菌丝和鹿角状菌丝，生长可不需硫胺素	许兰毛癣菌
7b	无钉头状菌丝和鹿角状菌丝，大多菌丝生长需要 有硫胺素的培养基	同心性毛癣菌

石膏样小孢子菌（*Microsporum gypseum*）

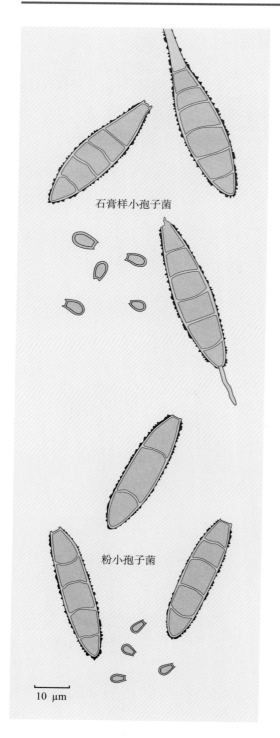

石膏样小孢子菌

粉小孢子菌

10 μm

菌落形态

30 ℃	葡萄糖蛋白胨琼脂培养基
直径	40~50 mm / 周
表面形态	平坦，边缘辐射状
质地	粉末状
颜色	浅黄色至黄褐色，有时粉红色
背面	浅黄色至米粉红色

显微镜下特征

30 ℃

主要特征	大量大分生孢子，稀疏分布的小分生孢子
大分生孢子	丰富，椭圆形，25~60 μm × 5~15 μm，薄而粗糙的壁，4~6 个分隔；有时出现末端长丝
小分生孢子	通常较稀疏，棒状外观，沿菌丝体侧生

鉴别诊断

菌落形态	粉小孢子菌（*M. fulvum*）
镜下特征	粉小孢子菌，而石膏样小孢子菌大分生孢子较宽

有性期

石膏样小孢子菌菌株分为两个交配群，为内弯节皮菌（*Arthroderma incurvatum*）和石膏样节皮菌（*A. gypseum*）。

临床意义

是体癣和发外型头癣的偶见病因。这种亲土性皮肤癣菌呈全球性分布。

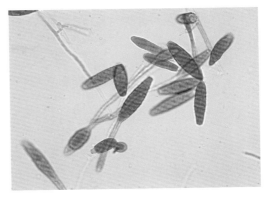

石膏样小孢子菌镜下形态

粉小孢子菌（*Microsporum fulvum*）

偶然引起人类感染的另一种亲土性真菌。无论是肉眼观察还是显微镜观察，它都与石膏样小孢子菌非常相似，但是其大分生孢子较为细长。长宽比为 4.5:1，石膏样小孢子菌长宽比为 3.5:1。有性期为粉状节皮菌（*A. fulvum*）。

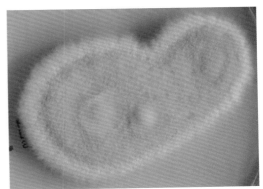

粉小孢子菌培养（正面）

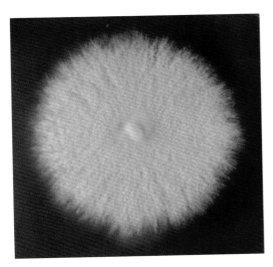

石膏样小孢子菌培养（正面）

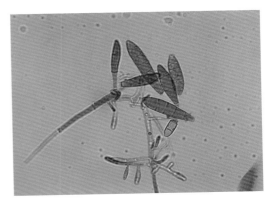

粉小孢子菌镜下形态

犬小孢子菌（*Microsporum canis*）

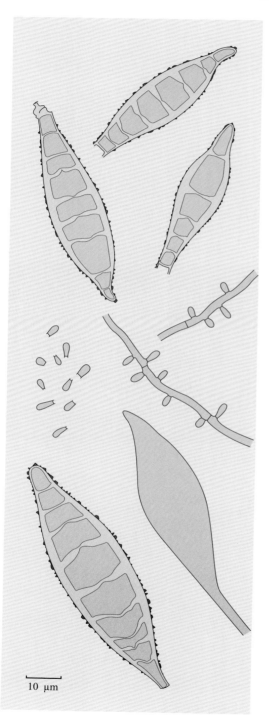

菌落形态

30 ℃　葡萄糖蛋白胨琼脂培养基

直径　　　　50 mm／周

表面形态　　平坦，多个辐射状褶皱

质地　　　　絮状，表面大部分光滑，
　　　　　　辐射状边缘

颜色　　　　浅黄色至白色，伴黄色或
　　　　　　无色边缘

背面　　　　边缘亮黄色至无色

显微镜下特征

30 ℃

主要特征　　较大的大分生孢子，最常
　　　　　　见于菌落中央

大分生孢子　35~110 μm × 12~25 μm，纺
　　　　　　锤形；末端粗糙且有弯曲；
　　　　　　大多数有 6~12 个分隔，孢
　　　　　　壁很厚

小分生孢子　在葡萄糖蛋白胨琼脂上不
　　　　　　常见，在麦芽琼脂上较为
　　　　　　丰富；细长，棒状，沿菌
　　　　　　丝体侧边产生

变种类型

白色型　　　缺乏黄色色素，可根据其
　　　　　　他特征鉴别

生长不良型　低密度生长，伴有不规则
（无毛型）　的下沉边缘，无孢子产生；

菌落边缘常见反折性分枝菌丝

鉴别诊断

菌落形态　刺猬毛癣菌（*Trichophyton erinacei*），反面有亮黄色色素，顶部为纯白色，颗粒状；其他小孢子属边缘光滑；马小孢子菌（*M. equinum*）与犬小孢子菌的无色素性菌株相似

－生长不良型　奥杜盎小孢子菌，苏丹毛癣菌及蜂窝状毛癣菌属（许兰毛癣菌，疣状毛癣菌和同心性毛癣菌）

镜下特征　与马小孢子菌和罕见的皮肤癣菌——歪斜小孢子菌（*M. distortum*）产生的分生孢子相似，但其大分生孢子较小

有性期

太田节皮菌（*Arthroderma otae*）。

临床意义

发外型头癣和体癣的常见病因。家猫是最常见的天然宿主。

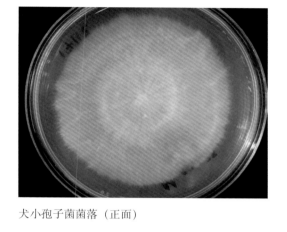

犬小孢子菌菌落（正面）

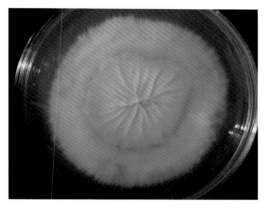

犬小孢子菌菌落（背面）

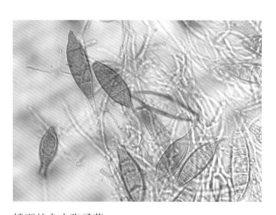

镜下的犬小孢子菌

马小孢子菌（*Microsporum equinum*）

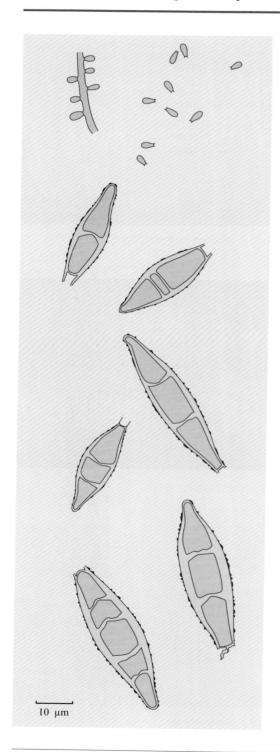

菌落形态

30 ℃　　葡萄糖蛋白胨琼脂培养基

直径	40 mm / 周
表面形态	平坦，辐射状褶皱
质地	细羊毛状，无色、光滑的边缘
颜色	浅褐色至淡黄色
背面	浅褐色

显微镜下特征

30 ℃

主要特征	偶见大分生孢子，最常见于菌落中央
大分生孢子	椭圆形至梭形，20~40 μm × 5~15 μm；末端粗糙且有弯曲；壁厚，粗糙，2~3 个分隔
小分生孢子	少见，梨形至棒状，沿菌丝体侧边产生

鉴别诊断

菌落形态	奥杜盎小孢子菌、缺乏黄色色素的犬小孢子菌菌株
镜下特征	犬小孢子菌产生相似的但较大的大分生孢子，顶端弯曲更明显

10 μm

有性期

未知。

临床意义

发外型头癣和体癣的罕见病因。马是天然宿主。

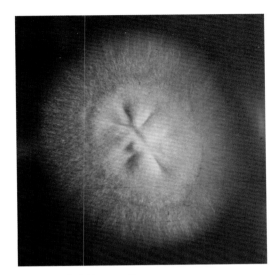

马小孢子菌培养（正面）

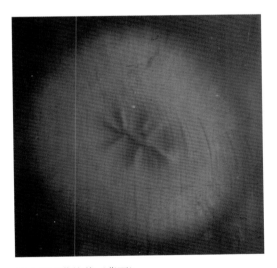

马小孢子菌培养（背面）

絮状表皮癣菌（*Epidermophyton floccosum*）

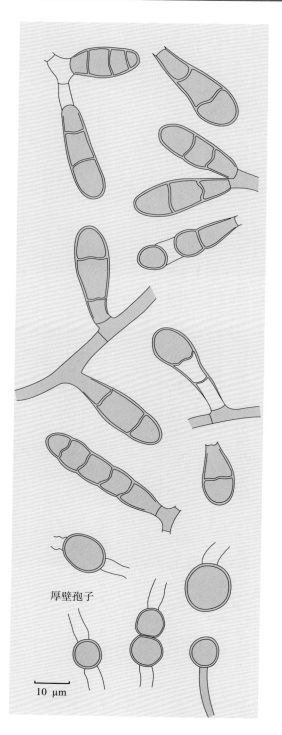

厚壁孢子

10 μm

菌落形态

30 ℃　葡萄糖蛋白胨琼脂培养基

直径	15 mm / 周
表面形态	平坦，有时中央出现褶皱
质地	粉末状
颜色	黄绿色至卡其色，边缘无色
背面	淡褐色

显微镜下特征

30 ℃

主要特征	大分生孢子，菌丝片段和厚壁孢子
大分生孢子	椭圆形至棒状，25~45 μm × 8~10 μm；多为 2~4 个分隔；壁光滑，中等厚度；常 2~3 个成簇状产生；传种数代后大分生孢子易消失
小分生孢子	缺乏

变种类型

绒毛型	平坦，表面呈羊毛状；大分生孢子较少，最多有 6 个分隔
多形型	白色，羊毛状，没有大分生孢子；常在典型的菌落里产生

鉴别诊断

菌落形态　断发毛癣菌、苏丹毛癣菌和短帚霉可以产生相似的黄褐色菌落

镜下特征　断发毛癣菌、紫色毛癣菌和其他产生厚壁孢子的皮肤癣菌类似于可产生大量厚壁孢子的嗜角质金孢子菌（*Chrysosporium keratinophilum*），但金孢子菌的分生孢子为单细胞

有性期

未知。

临床意义

世界各地股癣的病因，双手足的皮肤及甲感染少见。仅感染人类。

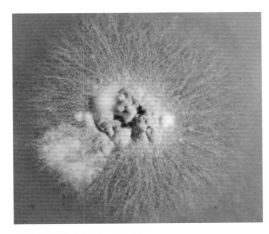

絮状表皮癣菌培养（正面）

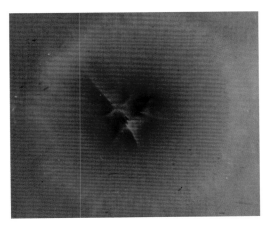

絮状表皮癣菌培养（背面）

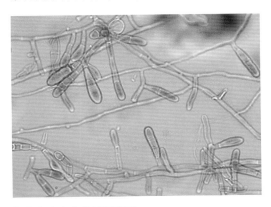

絮状表皮癣菌的镜下所见

土生毛癣菌（*Trichophyton terrestre*）

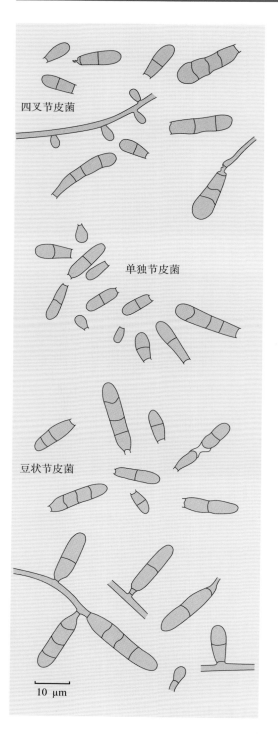

四叉节皮菌

单独节皮菌

豆状节皮菌

10 μm

菌落形态

30 ℃　葡萄糖蛋白胨琼脂培养基

直径	10~30 mm / 周
表面形态	平坦
质地	粉末状至浓密羊毛状
颜色	白色至浅奶油色
背面	淡黄色，黄色至棕色

显微镜下特征

30 ℃

主要特征　　大分生孢子、小分生孢子和中间型

孢子　　　　大部分菌种的孢子有多种形态，从椭圆形、宽基底小分生孢子到圆柱形、薄壁、宽基底的大分生孢子；双细胞孢子较为常见

鉴别诊断

菌落形态　　须癣毛癣菌、趾间毛癣菌和其他有平坦、粉末状菌落的皮肤癣菌

镜下特征　　须癣毛癣菌、阿耶洛毛癣菌（*T. ajelloi*）

有性期

土生毛癣菌分四个交配型，分别为单独节皮菌（*Arthroderma insingulare*）、豆状

节皮菌（*A. lenticularum*）、奥利多节皮菌（*A. olidum*）和四叉节皮菌（*A.quadrifidum*）。

临床意义

通常不致病，是人类皮肤和甲偶见的污染菌。

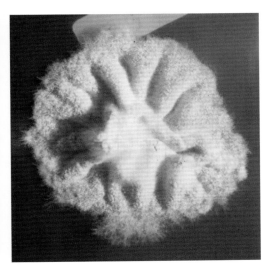

土生毛癣菌培养（正面）

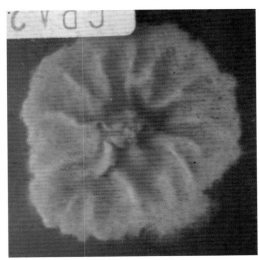

土生毛癣菌培养（背面）

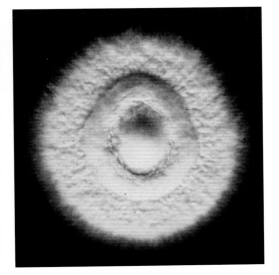

土生毛癣菌培养（正面）

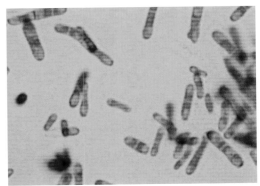

土生毛癣菌镜下所见

红色毛癣菌（*Trichophyton rubrum*）

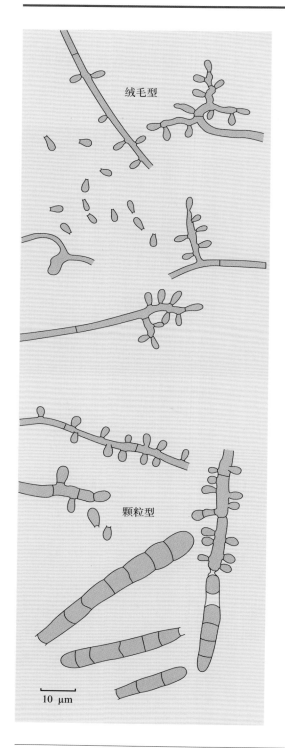

绒毛型

颗粒型

10 μm

菌落形态

30 ℃　　葡萄糖蛋白胨琼脂培养基

直径	10~15 mm / 周
表面形态	半球形
质地	绒毛状至羊毛状
颜色	白色
背面	暗红褐色，有明显的白色边界

显微镜下特征

30 ℃

主要特征	稀疏的小分生孢子，有时可见少许节孢子
大分生孢子	缺乏
小分生孢子	棒状；沿菌丝体侧边产生

变种类型

颗粒型	见下文
产黑色素型	弥散的暗褐色
黄色型	无孢子，浅黄色气生菌丝，背面黄色
无毛型	暗红色，有褶皱，少见

鉴别诊断

菌落形态	与趾间毛癣菌相比，红色毛癣菌菌落背面有明显的色素边界
一无毛型	与紫色毛癣菌相比，红色毛癣菌常产生一些小分生孢子
一黄色型	刺猬毛癣菌
镜下特征	趾间毛癣菌

注：尿素酶试验通常用于区别趾间毛癣菌和红色毛癣菌，红色毛癣菌颗粒型除外。

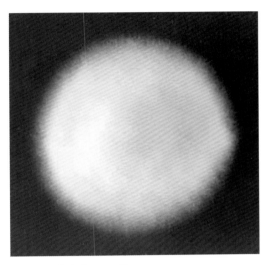

红色毛癣菌培养（正面）

有性期

未知。

临床意义

足癣、股癣、体癣、手癣、甲癣的常见原因。仅感染人类。

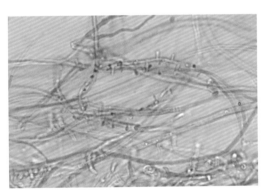

红色毛癣菌镜下可见棒状小分生孢子

红色毛癣菌（颗粒型）

此型常见于中东地区。菌落平坦至皱褶，颗粒状，奶油色到紫色，背面暗棕红色，小分子孢子比典型的羊毛型大。大分生孢子呈圆柱形，20~50 μm × 4~6 μm，最多8个分隔。节孢子常见。菌落外观易与须癣毛癣菌和刺猬毛癣菌的菌落外观相混淆，镜下特征易与断发毛癣菌和苏丹毛癣菌混淆。

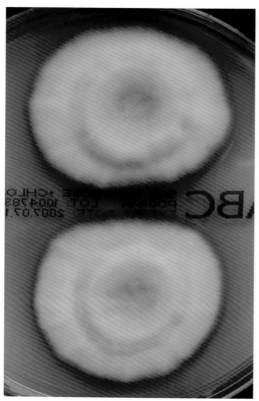

红色毛癣菌培养（正面）

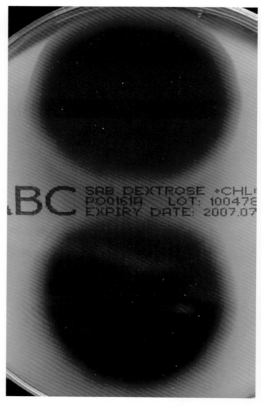

红色毛癣菌培养（背面）显示清晰的暗红色色素

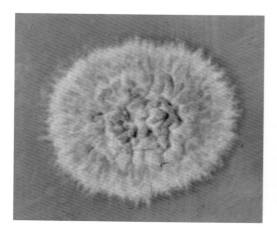

红色毛癣菌颗粒型培养（正面）

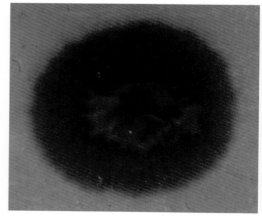

红色毛癣菌颗粒型培养（背面）

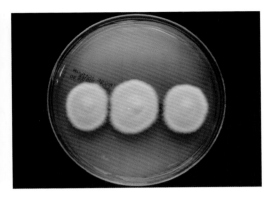

红色毛癣菌产色素型（正面）

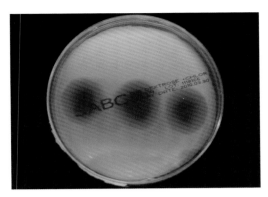

红色毛癣菌产色素型（背面）

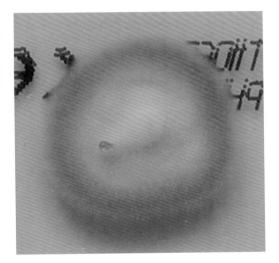

红色毛癣菌黄色型（正面）

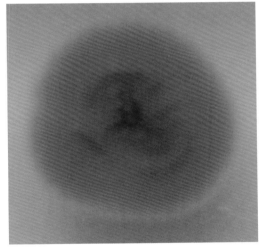

红色毛癣菌黄色型（背面）

趾间毛癣菌（*Trichophyton interdigitale*）

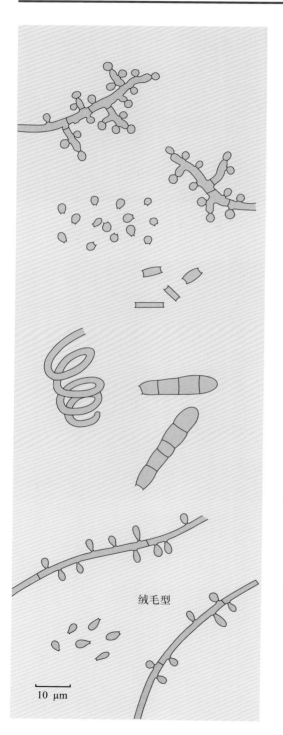

绒毛型

10 μm

菌落形态

30 ℃　葡萄糖蛋白胨琼脂培养基

直径	20~30 mm / 周
表面形态	平坦，有时有皱褶
质地	粉末状至绒毛状
颜色	白色，中心奶油色，有时粉红色或灰色
背面	奶油色至暗褐色

显微镜下特征

30 ℃

主要特征	大量的小分生孢子，偶见大分生孢子和螺旋状菌丝
大分生孢子	稀疏，圆柱形，薄而光滑的壁，3~4 个分隔
小分生孢子	主要为圆形，在多层分枝菌丝的侧边和末端产生

变种类型

绒毛型	厚层、白色絮状菌落，背面呈米色；小分生孢子呈棒状至圆形；可见延长的节孢子
结节型	亮橘黄色菌落，伴有少量气生菌丝，通常中心有白毛；可见"结节"或菌丝扭结；稀疏、圆形的小分生孢子

鉴别诊断

菌落形态　须癣毛癣菌，刺猬毛癣菌，
　　　　　马毛癣菌，土生毛癣菌，
　　　　　红色毛癣菌颗粒型，一些
　　　　　金孢子菌属

— 绒毛型　　红色毛癣菌无色素型菌株，
　　　　　但这些菌株尿素酶常阴性

镜下特征　须癣毛癣菌与粉末较多的
　　　　　型难以鉴别

— 绒毛型　　与红色毛癣菌和刺猬毛癣
　　　　　菌相似，但它们的小分生
　　　　　孢子很少为圆形

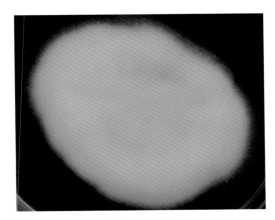

趾间毛癣菌绒毛型培养（正面）

有性期

一些趾间毛癣菌与万博节皮菌（*Arthroderma vanbreuseghemii*）或本哈节皮菌（*A. benhamiae*）有亲和性，但大多数无亲和性。

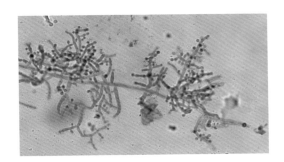

趾间毛癣菌镜下可见圆形小分生孢子呈葡萄串样

临床意义

该菌是足癣和甲癣的常见病因，仅感染人类。

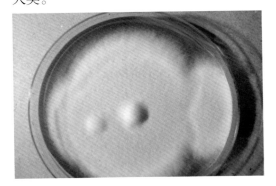

趾间毛癣菌粉末型培养（正面）

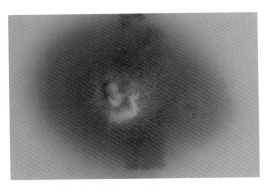

趾间毛癣菌结节型培养（正面）

须癣毛癣菌（*Trichophyton mentagrophytes*）

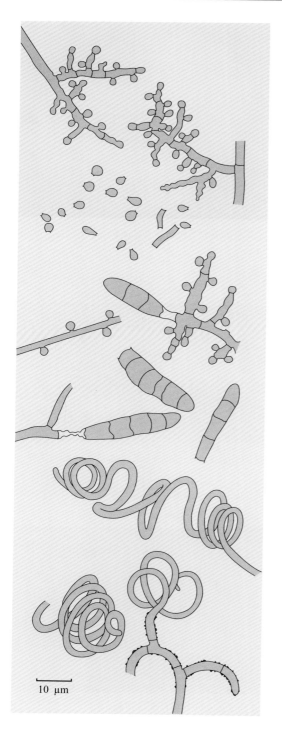

10 μm

菌落形态

30 ℃　葡萄糖蛋白胨琼脂培养基

直径	20~30 mm / 周
表面形态	平坦
质地	颗粒状到粉末状
颜色	白色到淡黄色，有时淡粉红色、灰色或黄色
背面	淡黄色到暗褐色，常有辐射状褐色条纹

显微镜下特征

30 ℃

主要特征	大量小分生孢子，一些大分生孢子和螺旋状菌丝
大分生孢子	常见，圆柱形，20~50 μm × 7~10 μm，薄而光滑的壁，大多有 3~4 个分隔
小分生孢子	主要为圆形，在多层分枝菌丝的侧边和末端产生，形成大的簇状

变种类型

分型与有性期［本哈节皮菌（*A. benhamiae*）］相关，有与刺猬毛癣菌相似的棒状小分生孢子。

鉴别诊断

菌落形态	趾间毛癣菌粉末型和刺猬毛癣菌、红色毛癣菌颗粒型、断发毛癣菌、土生毛癣菌、一些金孢子菌属
镜下特征	趾间毛癣菌、土生毛癣菌、刺猬毛癣菌、断发毛癣菌、马毛癣菌都有类似棒状小分生孢子的结构

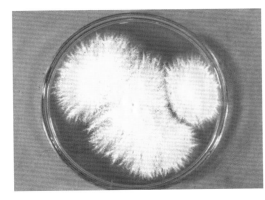

须癣毛癣菌培养（正面）

有性期

须癣毛癣菌可分为两个交配型，为本哈节皮菌和万博节皮菌。大多数欧洲菌株与万博节皮菌有亲和性。

临床意义

须癣毛癣菌是体癣和发外型头癣的少见病因，在动物中广泛传播，尤其是啮齿类动物。

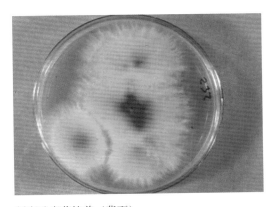

须癣毛癣菌培养（背面）

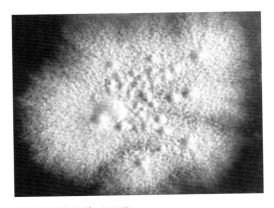

须癣毛癣菌培养（正面）

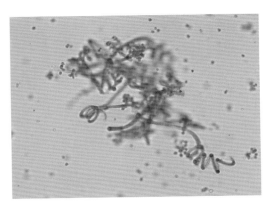

须癣毛癣菌镜下可见螺旋菌丝

刺猬毛癣菌（*Trichophyton erinacei*）

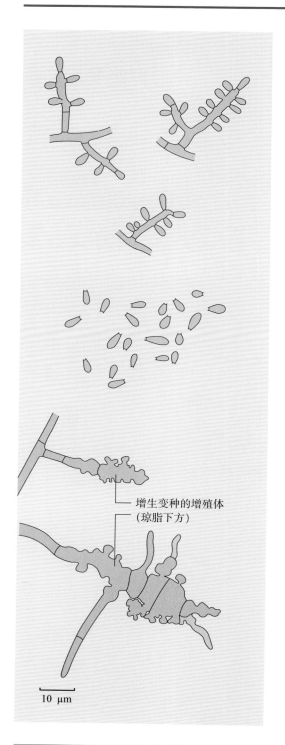

增生变种的增殖体
（琼脂下方）

10 μm

菌落形态

30 ℃　葡萄糖蛋白胨琼脂培养基

直径	20~30 mm / 周
表面形态	平坦
质地	颗粒状到粉末状
颜色	白色
背面	亮黄色，弥漫分布于培养基中

显微镜下特征

30 ℃

主要特征	大量小分生孢子
大分生孢子	稀疏；圆柱形，薄而光滑的壁，3~5 个分隔
小分生孢子	棒状的，产生于分枝菌丝的侧边和末端

变种类型

增生变种	粉末状至絮状菌落，背面为浅黄色至橘黄色；少量小分生孢子；特征性菌丝体

鉴别诊断

菌落形态　犬小孢子菌、红色毛癣菌黄色型、趾间毛癣菌结节型和其他呈黄色菌落的皮肤癣菌

镜下特征　有棒状小分生孢子的红色毛癣菌、趾间毛癣菌绒毛型、马毛癣菌、须癣毛癣菌

注：来源于英国的刺猬毛癣菌大多数尿素酶试验阴性，但犬小孢子菌和趾间毛癣菌大多数尿素酶试验阳性。

有性期

本哈节皮菌。

临床意义

体癣的少见病因。欧洲刺猬是自然宿主，但狗的感染也不少见。

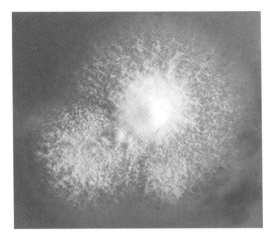

刺猬毛癣菌培养（正面）

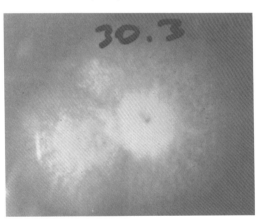

刺猬毛癣菌培养（背面）

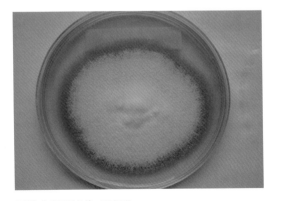

刺猬毛癣菌培养（正面）

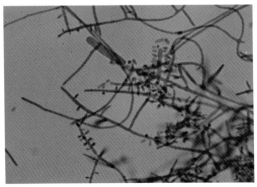

刺猬毛癣菌镜下所见

马毛癣菌（*Trichophyton equinum*）

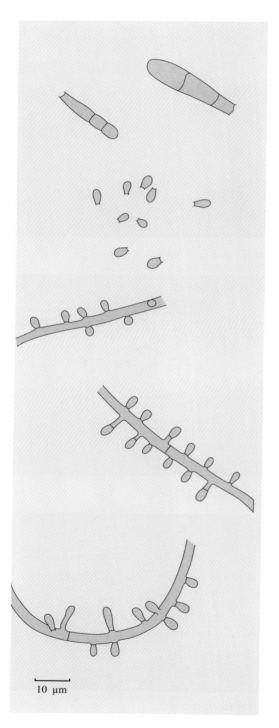

10 μm

菌落形态

30 ℃　葡萄糖蛋白胨琼脂培养基

直径	30 mm / 周
表面形态	平坦
质地	绒毛状或致密的絮状，边缘下沉
颜色	白色到奶油色
背面	黄色，尤其边缘明显；中心红褐色，后逐渐变为暗褐色；一些菌株产生弥漫的褐色素

显微镜下特征

30 ℃

主要特征	大量小分生孢子
大分生孢子	少见；棒状，10~65 μm × 4~12 μm，薄而光滑的壁，2~3 个分隔
小分生孢子	大量，棒状的，沿菌丝侧端产生

变种类型

自养变种 (var. *autotrophicum*)	培养基中生长不需要烟酸

鉴别诊断

菌落形态	趾间毛癣菌、须癣毛癣菌、刺猬毛癣菌均与马毛癣菌的一些特征相似，但后者在培养基中生长需要烟酸
镜下特征	须癣毛癣菌、刺猬毛癣菌、趾间毛癣菌、杂色小孢子菌

有性期

未知。

临床意义

体癣和发外型头癣的偶见病因。天然宿主是马。

苏丹毛癣菌（*Trichophyton soudanense*）

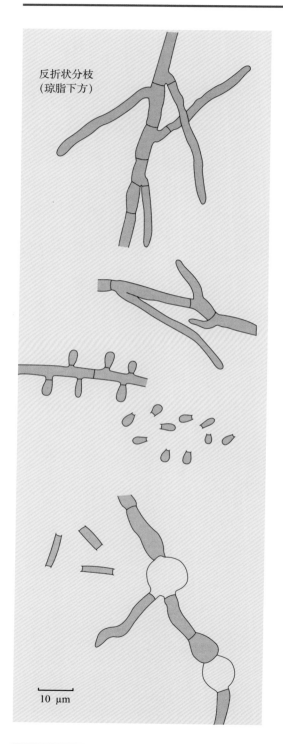

反折状分枝
（琼脂下方）

10 μm

菌落形态

30 ℃　葡萄糖蛋白胨琼脂培养基

直径	10 mm / 周
表面形态	平坦，中央有皱褶
质地	光滑，边缘下沉
颜色	深橘黄色，中央红色
背面	深橘黄色

显微镜下特征

30 ℃

主要特征	少量小分生孢子，菌落边缘有反折状分枝；可产生节孢子和厚壁孢子
大分生孢子	缺乏
小分生孢子	大而呈椭圆形，沿菌丝侧端产生

鉴别诊断

菌落形态	絮状表皮癣菌、断发毛癣菌、趾间毛癣菌结节型、犬小孢子菌慢速生长型；红色型与紫色毛癣菌相似
镜下特征	断发毛癣菌、红色毛癣菌颗粒型

有性期

未知。

临床意义

体癣与发内型头癣的病因，最常见于非洲。

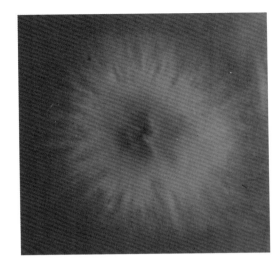

苏丹毛癣菌培养（背面）

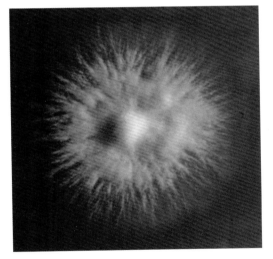

苏丹毛癣菌培养（正面）

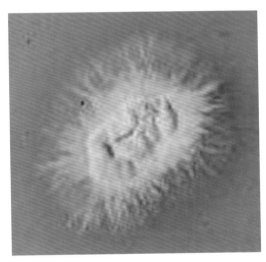

苏丹毛癣菌培养（正面）

杂色小孢子菌 (*Microsporum persicolor*)

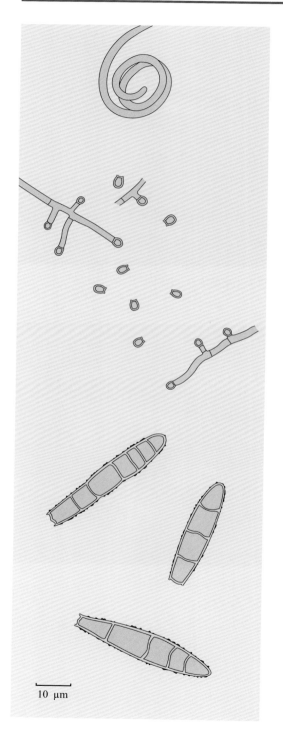

10 μm

菌落形态

30 ℃　葡萄糖蛋白胨琼脂培养基

直径	20~25 mm / 周
表面形态	平坦
质地	粉末状至致密羊毛状
颜色	淡黄色至带粉红的浅黄色
背面	亮黄色至褐色

显微镜下特征

30 ℃

主要特征	大量小分生孢子，螺旋状菌丝，偶见大分生孢子
大分生孢子	狭窄，雪茄形，25~60 μm × 5~10 μm，多数有 3~5 个分隔，壁薄，光滑至稍粗糙
小分生孢子	大量，圆形至椭圆形，有宽的基底；沿菌丝边缘短的侧枝上产生

鉴别诊断

菌落形态　　红色毛癣菌、须癣毛癣菌，
　　　　　　但杂色小孢子菌常呈粉红色

镜下特征　　须癣毛癣菌、趾间毛癣
　　　　　　菌和马毛癣菌，但杂色小孢
　　　　　　子菌大分生孢子壁稍粗糙，
　　　　　　小分生孢子较具特征性

有性期

杂色节皮菌（*Arthroderma persicolor*）。

临床意义

亲土性皮肤癣菌已从小型啮齿类动物如田
鼠和狗中分离出来。偶见于体癣和手癣。

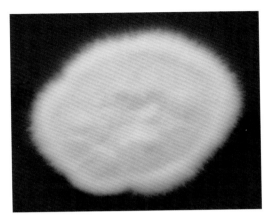

杂色小孢子菌培养（正面）

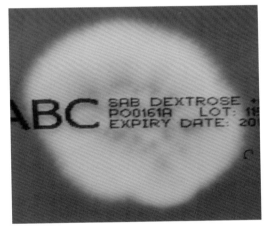

杂色小孢子菌培养（背面）

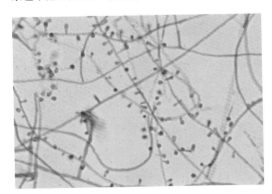

杂色小孢子菌显微镜下可见小分生孢子有宽的基
底，产生于侧边较短的分枝上

断发毛癣菌（*Trichophyton tonsurans*）

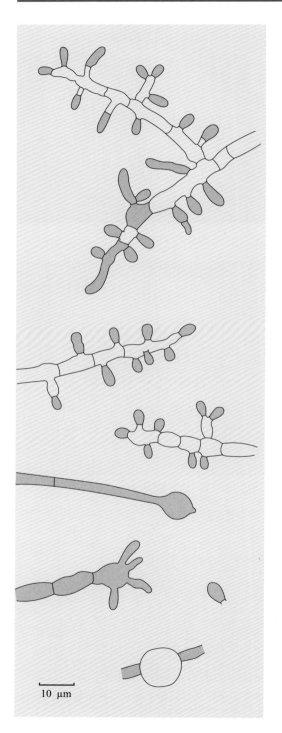

菌落形态

30 ℃　葡萄糖蛋白胨琼脂培养基

直径	15~20 mm / 周
表面形态	平坦，有时中央有皱褶，偶见表面裂纹
质地	粉末状至丝绒状
颜色	乳白色到淡褐色
背面	黄色至红褐色

显微镜下特征

30 ℃

主要特征	大量小分生孢子，厚壁孢子
大分生孢子	稀疏的，圆柱形，10~50 μm × 4~8 μm，最多 10 个分隔；随时间推移常逐渐弯曲
小分生孢子	椭圆形到棒状，较大，沿宽大的菌丝边缘产生，菌丝内常无内容物；个别小分生孢子明显增大（"气球型"）

变种类型

硫色变种 (var. *sulphureum*)	黄色气生，背面黄色

鉴别诊断

菌落形态　须癣毛癣菌、苏丹毛癣菌、红色毛癣颗粒型、絮状表皮癣菌

镜下特征　须癣毛癣菌、苏丹毛癣菌、红色毛癣菌颗粒型、絮状表皮癣菌的产厚壁孢子菌株

有性期

未知。

临床意义

体癣、发内型头癣的病原菌，少见于其他部位。全球广泛分布，但最常见于美洲地区，仅感染人类。

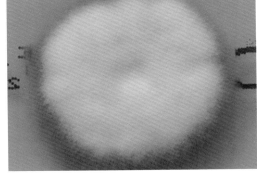

断发毛癣菌培养（正面）

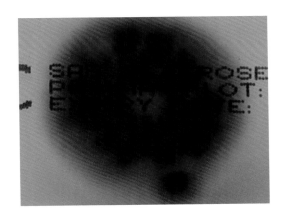

断发毛癣菌培养（背面）

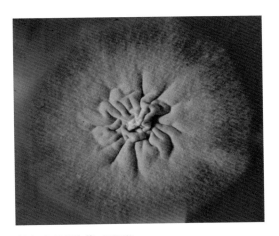

断发毛癣菌培养（正面）

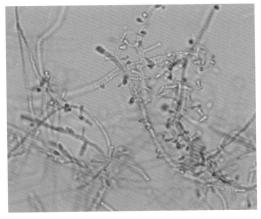

断发毛癣菌镜下可见大的棒状小分生孢子和中空的菌丝

奥杜盎小孢子菌（*Microsporum audouinii*）

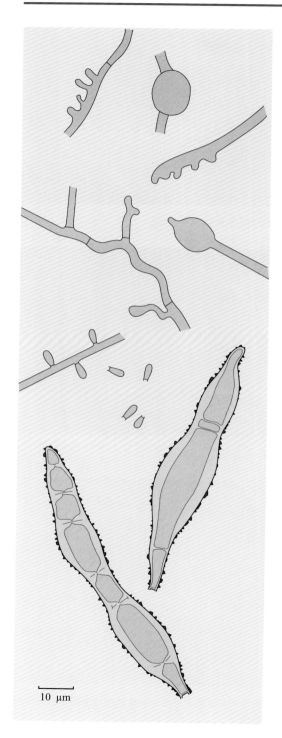

10 μm

菌落形态

30 ℃　葡萄糖蛋白胨琼脂培养基

直径	20 mm / 周
表面形态	平坦
质地	细羊毛状，边缘无毛
颜色	浅黄色，有时有白色气生菌丝
背面	暗杏黄褐色

显微镜下特征

30 ℃

主要特征	菌丝样生长，有时可见梳齿状菌丝
大分生孢子	少见；纺锤形，30~80 μm × 8~14 μm，厚而粗糙的壁，1~4 个分隔
小分生孢子	少见，棒状，3~9 μm × 1.5~3.0 μm，沿菌丝侧缘生出

变种类型

兰格罗尼变种（var. *Langeronii*）	棕色更显著
里瓦利里变种（var. *Rivalieri*）	灰色，表面更加褶皱，边缘平坦，大量的梳齿状菌丝

鉴别诊断

菌落形态　　　犬小孢子菌生长缓慢型，
　　　　　　　马毛癣菌

镜下特征　　　任何不产孢的羊毛状霉菌

有性期

未知。

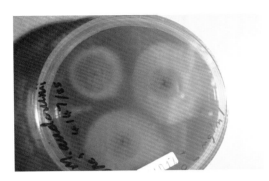

奥杜盎小孢子菌培养（背面）

临床意义

美洲和非洲中西部儿童发外型头癣的重
要病因。仅限于人类感染。

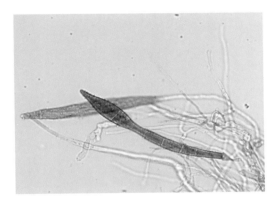

奥杜盎小孢子菌镜下可见大分生孢子

紫色毛癣菌（*Trichophyton violaceum*）

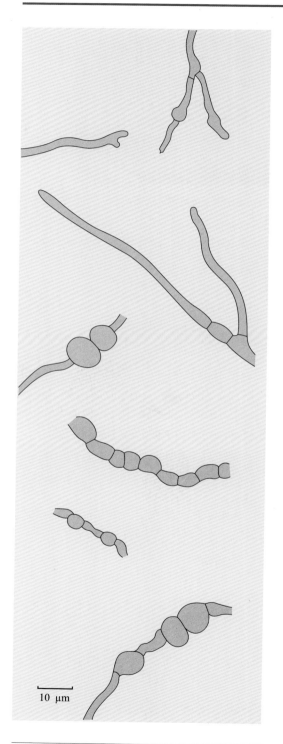

菌落形态

30 ℃　葡萄糖蛋白胨琼脂培养基

直径	10 mm／周
表面形态	不规则褶皱；中央堆积
质地	光滑无毛
颜色	暗紫红色
背面	暗紫红色

显微镜下特征

30 ℃

主要特征	菌丝生长，有时可见厚壁孢子
大分生孢子	缺乏
小分生孢子	梨形；仅见于营养丰富的培养基

变种类型

苍白型	缺乏紫色色素

鉴别诊断

菌落形态	格威里毛癣菌（*T. gourvilii*），少见的红色毛癣菌光滑型
－苍白型	雅温德毛癣菌（*T. yaoundei*）（现在认为是紫色毛癣菌复合体的一部分）
镜下特征	同心性毛癣菌、许兰毛癣菌、疣状毛癣菌

有性期

未知。

临床意义

东欧、亚洲、北非、中南美洲发内型头癣的最常见病因之一。

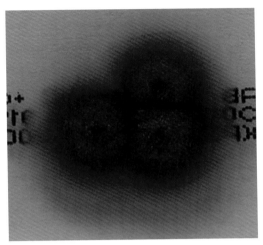

紫色毛癣菌培养（背面）

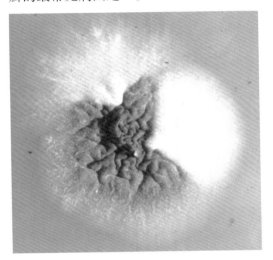

紫色毛癣菌培养（正面）显示出多形性区域

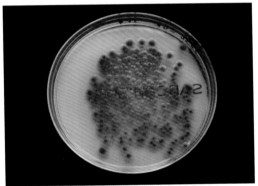

紫色毛癣菌培养（正面）

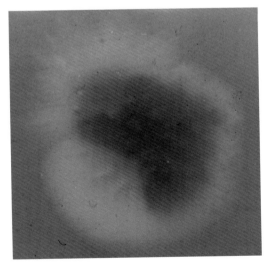

紫色毛癣菌培养（背面）

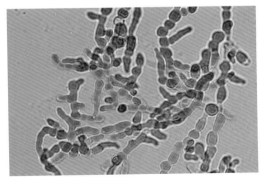

紫色毛癣菌镜下可见链状厚壁孢子

疣状毛癣菌（*Trichophyton verrucosum*）

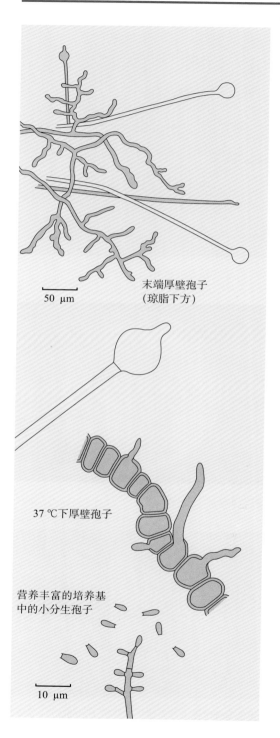

50 μm

末端厚壁孢子
（琼脂下方）

37 ℃下厚壁孢子

营养丰富的培养基
中的小分生孢子

10 μm

菌落形态

30 ℃　葡萄糖蛋白胨琼脂培养基

直径	<5 mm / 周
表面形态	平坦，有时呈圆顶状
质地	光滑或絮状
颜色	白色至奶油色
背面	白色至奶油色

显微镜下特征

30 ℃

主要特征	菌丝生长；下沉的菌丝体中可见特征性大而空的末端厚壁孢子；37 ℃下可见厚壁孢子链状排列
大分生孢子	在正常培养基不产生
小分生孢子	营养丰富的培养基中可见棒状小分生孢子

变种类型

赭黄变种	平坦的黄色菌落
(var. *Ochraceum*)	

鉴别诊断

菌落形态	大部分菌落生长非常缓慢，不易与其他皮肤癣菌相混淆
镜下特征	红色毛癣菌可与产生小分生孢子的疣状毛癣菌絮状菌株相似

有性期

未知。

临床意义

体癣和发外型头癣的病因。常见于脓癣。牛是天然宿主。

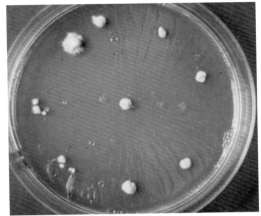

疣状毛癣菌培养（正面）可见生长受限

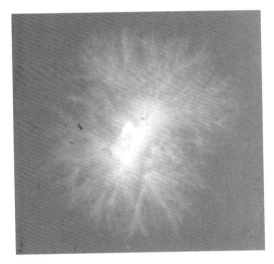

疣状毛癣菌培养（正面）

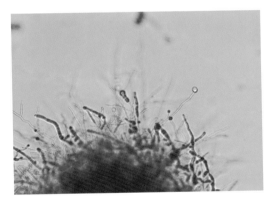

疣状毛癣菌菌落边缘显示为末端囊状

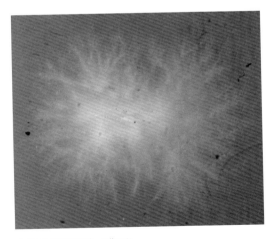

疣状毛癣菌培养（背面）

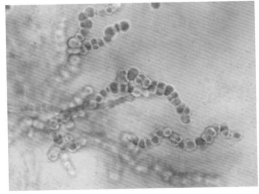

疣状毛癣菌镜下可见链状排列的厚壁孢子

许兰毛癣菌（*Trichophyton schoenleinii*）

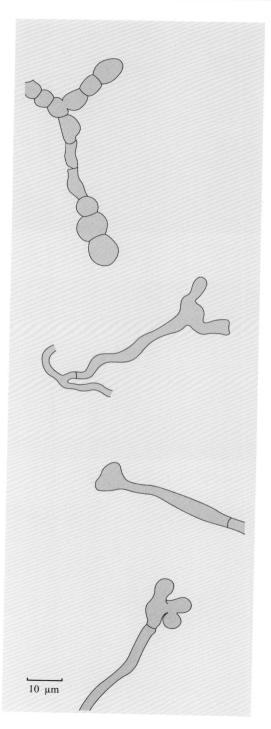

10 μm

菌落形态

30 ℃　葡萄糖蛋白胨琼脂培养基

直径	5~10 mm / 周
表面形态	呈堆积状外观，不规则褶皱，边缘下沉
质地	光滑，少量气生菌丝
颜色	白色到浅灰色或浅黄色
背面	无色

显微镜下特征

30 ℃

主要特征	特征性鹿角样菌丝（黄癣菌丝），顶端为膨大的"钉头状"
大分生孢子	缺乏
小分生孢子	缺乏

鉴别诊断

菌落形态	疣状毛癣菌，犬小孢子菌发育不良型；一些非皮肤癣菌（在含放线菌酮的培养基中）
镜下特征	疣状毛癣菌和紫色毛癣菌均可产生扭曲的菌丝，但特征性的"钉头"样菌丝不常见。

有性期

未知。

临床意义

人类黄癣感染的病原菌。北非、中东、欧洲东南部最常见。

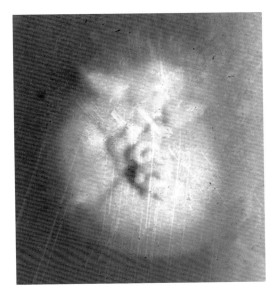

许兰毛癣菌培养（正面）

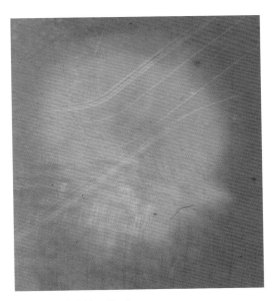

许兰毛癣菌培养（背面）

同心性毛癣菌（*Trichophyton concentricum*）

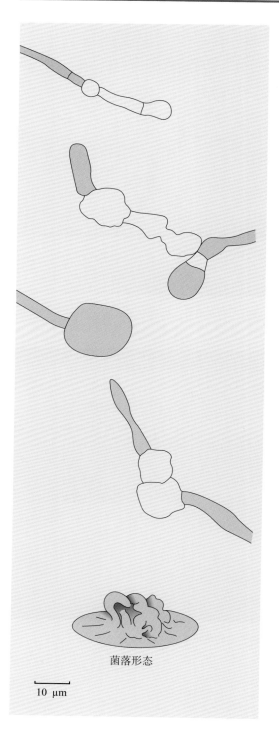

菌落形态

<table>
<tr><td>30℃</td><td>葡萄糖蛋白胨琼脂培养基</td></tr>
<tr><td>直径</td><td>10 mm／周</td></tr>
<tr><td>表面形态</td><td>堆积状的，明显褶皱</td></tr>
<tr><td>质地</td><td>光滑，表面覆有短的菌丝</td></tr>
<tr><td>颜色</td><td>白色、黄褐色、橘褐色</td></tr>
<tr><td>背面</td><td>黄褐色</td></tr>
</table>

显微镜下特征

<table>
<tr><td>30℃</td><td></td></tr>
<tr><td>主要特征</td><td>杂乱的分枝菌丝，无大分生孢子和小分生孢子，可有厚壁孢子</td></tr>
</table>

变种类型

<table>
<tr><td>*Indicum* 型</td><td>平坦的、微绒毛状菌落</td></tr>
</table>

鉴别诊断

<table>
<tr><td>菌落形态</td><td>许兰毛癣菌，但其通常更为光滑</td></tr>
<tr><td>镜下特征</td><td>许兰毛癣菌，除了同心性毛癣菌末端缺乏膨大的"钉头"外</td></tr>
</table>

菌落形态

10 μm

有性期

未知。

临床意义

太平洋群岛当地居民叠瓦癣的病原菌。
在东南亚和美国中东部，同心性毛癣菌
不会感染头发，这可能有助于与许兰毛
癣菌相鉴别，后者可引起黄癣。

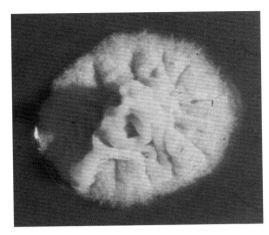

同心性毛癣菌培养（正面）

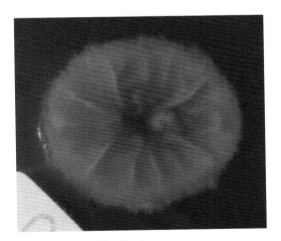

同心性毛癣菌培养（背面）

其他小孢子菌和毛癣菌（Other *Microsporum* and *Trichophyton* species）

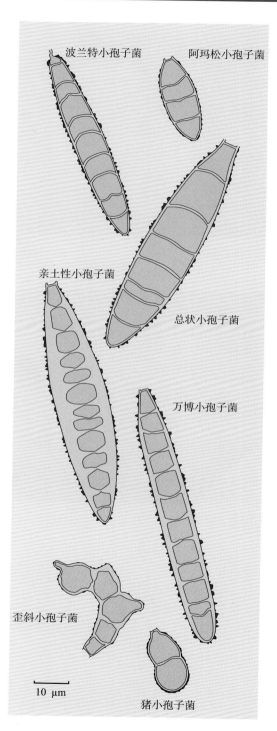

波兰特小孢子菌

阿玛松小孢子菌

亲土性小孢子菌

总状小孢子菌

万博小孢子菌

歪斜小孢子菌

猪小孢子菌

10 μm

波兰特小孢子菌
（ *Microsporum boullardii* ）

菌落	粉末状，表面粉色到黄色
显微镜下特征	大量壁薄且粗糙的大分生孢子；大量小分生孢子
临床意义	土壤微生物

阿玛松小孢子菌
（ *Microsporum amazonicum* ）

菌落	平坦，绒毛状，表面灰褐色
显微镜下特征	大量小的、椭圆形的、粗糙的大分生孢子；也可见小分生孢子
临床意义	土壤微生物

总状小孢子菌
（ *Microsporum racemosum* ）

菌落	粉末状，平坦，表面奶油色；背面深酒红色
显微镜下特征	大量壁薄且粗糙的大分生孢子；大量小分生孢子
临床意义	土壤微生物；人类感染的罕见病因

亲土性小孢子菌
(*Microsporum cookie*)

菌落	粗粉末状到颗粒状；表面奶白色至粉红－淡黄色；背面深红色
显微镜下特征	壁厚且粗糙的大分生孢子；大量小分生孢子
临床意义	土壤微生物；小型哺乳动物感染曾有报道；人类感染非常罕见

万博小孢子菌
(*Microsporum vanbreuseghemii*)

菌落	快速生长，平坦，表面粉末状至絮状，奶油色至粉红－黄色
显微镜下特征	大量壁厚且粗糙的大分生孢子；大量小分生孢子
临床意义	土壤微生物；小型哺乳动物感染有报道；偶见人类机会性感染；发外型头癣

注：根据分子生物学分析，此菌种认为是鸡禽小孢子菌的同源异型。

歪斜小孢子菌
(*Microsporum distortum*)

菌落	松散的絮状，白色到淡黄色
显微镜下特征	大量小分生孢子；扭曲的大分生孢子很少见
临床意义	人类感染罕见；发外型头癣

猪小孢子菌
(*Microsporum nanum*)

菌落	粉末状，表面奶油色至浅黄色；背面暗淡的红褐色
显微镜下特征	大量双细胞、壁粗糙的大分生孢子；小分生孢子缺乏
临床意义	猪类感染的常见病原菌；人类感染罕见；发外型头癣

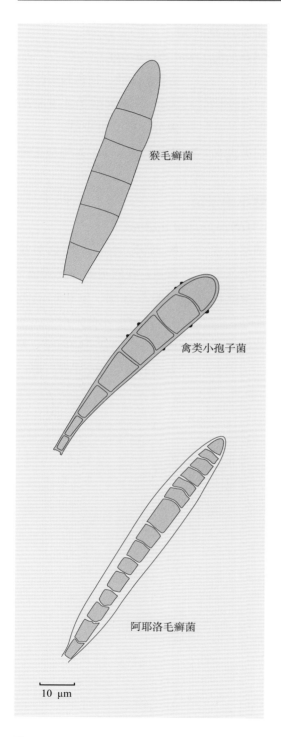

猴毛癣菌（*Trichophyton simii*）

菌落	快速生长，颗粒状至粉末状，表面白色至黄色；背面中心黄色至棕红色
显微镜下特征	丰富的大分生孢子；有时大分生孢子中可形成厚壁孢子，丰富的小分生孢子
临床意义	土壤微生物，在印度可感染猴和鸡；人类机会性感染

鸡禽类小孢子菌（*Microsporum gallinae*）

菌落	绒毛状至柔软光滑，随时间推移可由白色逐渐变为粉红色；背面橘粉红色，弥漫红色色素
显微镜下特征	棒状大分生孢子，可高达10个分隔，常弯曲，基底部渐缩；丰富的小分生孢子
临床意义	感染鸟类；人类感染罕见

阿耶洛毛癣菌（*Trichophyton ajelloi*）

菌落	粉末状，橘色至浅黄色；背面深紫色至黑色
显微镜下特征	大量大分生孢子；小分生孢子常无
临床意义	土壤微生物；人类感染的可疑病原菌

格威里毛癣菌（*Trichophyton gourvilii*）

菌落	光滑，粉红色至红色；有时可见弥漫的褐色
显微镜下特征	偶见狭长、棒状、壁厚的大分生孢子；丰富的小分生孢子
临床意义	西非体癣的病因；发内型头癣

注：根据分子生物学分析，现在认为此菌是红色毛癣菌复合体的一部分。

麦格尼毛癣菌（*Trichophyton megninii*）

菌落	绒毛状，有放射状沟纹；淡粉红色；背面中心淡红色
显微镜下特征	大量小分生孢子；狭窄的棒状大分生孢子少见
临床意义	非洲、欧洲人类感染的罕见病原菌；发外型头癣

注：根据分子生物学分析，现在认为此菌是红色毛癣菌复合体的一部分。

雅温德毛癣菌（*Trichophyton yaoundei*）

菌落	慢速生长，光滑，灰色，下沉的或堆起的且有褶皱，随时间推移变为褐色；弥漫的褐色
显微镜下特征	常常仅见菌丝；小分生孢子少见
临床意义	赤道非洲体癣病菌；发内型头癣

注：根据分子生物学分析，现在认为此菌是紫色毛癣菌复合体的一部分。

II. 其他（Others）

引言

正如皮肤癣菌一样，大多数其他粉孢子型霉菌与一类独立的真菌组相关——子囊菌门，爪甲团囊菌目（Onygenales）。其中许多是土壤腐生菌，有很强的促角质溶解能力和相关蛋白水解酶活性，有些有潜在的高度传染性（如荚膜组织胞浆菌、皮炎芽生菌和巴西副球孢子菌被列为危险度 3 级病原体）。嗜热毁丝霉（*Myceliophthora thermophila*）和嗜角质金孢子菌（*Chrysosporium keratinophilum*）分别为深部和浅表感染的条件致病菌，亦偶可和其他的毁丝霉 - 金孢子菌的菌种成为实验室污染菌。

皮炎芽生菌、荚膜组织胞浆菌和巴西副球孢子菌是双相真菌，可以从自然环境中的（或 30 ℃培养）多细胞菌丝相转化为组织中（或 37 ℃培养）芽殖的单细胞酵母形态。皮炎芽生菌和荚膜组织胞浆菌的有性期阿耶洛霉（*Ajellomyces*）被划分在爪甲团囊菌目的阿耶洛菌科（Ajellomycetaceae）。巴西副球孢子菌的有性期尚未发现，但系统发育学分析表明，它也属于爪甲团囊菌目。爪甲团囊科，包括双相病原菌粗球孢子菌、波萨达斯球孢子菌（*Coccidioides posadasii*）（见第 3 章）以及金孢子菌属（*Chrysosporium*）。

本章描述的所有真菌不需要在含放线菌酮的培养基上生长，且大多有白色或奶油色、絮状或粉状的菌落。此外，它们在皮肤癣菌试验培养基上呈红色的显色反应。这些菌种所显示的特征可以将它们与皮肤癣菌区分开来。除了毡状地丝霉，其粉孢子既大于皮肤癣菌的小分生孢子，也有圆形、不明显的痕。金孢子菌属大部分有大的棒状孢子，产生于正常菌丝细胞的侧面或末端。一些毁丝霉属的孢子也可能为棒状，但不同于金孢子菌属的是，它们中至少有一部分来自膨胀的菌丝细胞。其他毁丝霉属有大而圆的分生孢子，类似组织胞浆菌属的大分生孢子。

皮炎芽生菌、荚膜组织胞浆菌和巴西副球孢子菌的鉴定应包括特异性的外抗原和 / 或向酵母相转化的证据。菌丝相向酵母相的转化需要特殊的培养基如血葡萄糖半胱氨

Identification of Pathogenic Fungi, Second Edition. Colin K. Campbell, Elizabeth M. Johnson, and David W. Warnock.
© 2013 Health Protection Agency. Published 2013 by Blackwell Publishing Ltd.

酸琼脂，在 37 ℃孵育数周。这些酵母中每个种的大小、形状和出芽方式是特异性的，这有助于鉴定。

AccuProbe 试验（Gen-Probe 公司，美国）已经在很大程度上取代了外抗原检测对荚膜组织胞浆菌的鉴定，尽管检测金孢子菌属时可能会得到假阳性结果。皮炎芽生菌的鉴定也可以利用 AccuProbe 试验证实。但是，巴西副球孢子菌和透明孢子型小裸囊壳菌（*Gymnascella hyalinospora*）也可以得到假阳性结果，所以应谨慎区分这些微生物。目前还没有用于检测巴西副球孢子菌的商业化 DNA 探针。

非皮肤癣菌的粉孢子型霉菌检索表

1a	无分生孢子（酵母相为有很多芽的大的球形细胞）	巴西副球孢子菌
1b	存在分生孢子	2
2a	分生孢子大、球形、壁粗糙或有结节	荚膜组织胞浆菌
2b	分生孢子与上述不同	3
3a	分生孢子小（<4 μm 长）	4
3b	分生孢子大	5
4a	在锐角分枝的分生孢子梗处的分生孢子基底较宽	毡状地丝霉
4b	分生孢子位于菌丝侧面或短梗上，有狭窄的痕	皮炎芽生菌
5a	菌落中央为深棕色至褐色，某些分生孢子位于膨大的菌丝细胞上	嗜热毁丝菌
5b	菌落中央为白色至奶油色，膨大的菌丝细胞上没有分生孢子	嗜角质金孢子菌

毡状地丝霉（*Geomyces pannorum*）

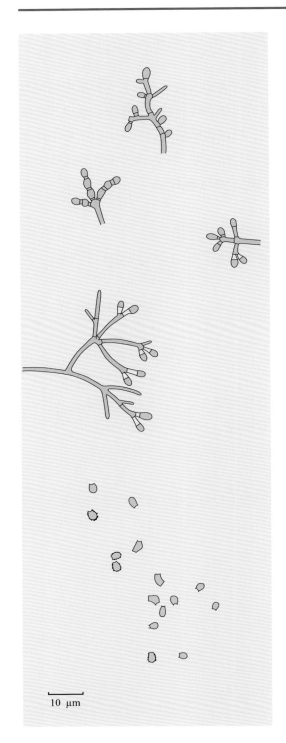

菌落形态

30 ℃　葡萄糖蛋白胨琼脂培养基

直径	10 mm / 周
表面形态	平坦，有时成堆
质地	颗粒状至粉末状
颜色	奶油色至灰黄色
背面	浅黄色

显微镜下特征

30 ℃

主要特征　　大量小分生孢子

分生孢子　　卵圆形，有平坦的基底，附着在分生孢子梗上；末端或侧面位于短的、锐角分枝的分生孢子梗上；节孢子产生于分生孢子梗交错的分枝上

变种类型

asperulatus 变种　有短分生孢子链的黄色菌落

vinaceus 变种　有弥漫性红色素的红褐色菌落

鉴别诊断

菌落形态　　缓慢生长的皮肤癣菌

镜下特征　　有大分生孢子的须癣毛癣菌和金孢子菌属

有性期

未知。

临床意义

甲感染的罕见病原菌，但更常见于皮肤和甲的污染菌。

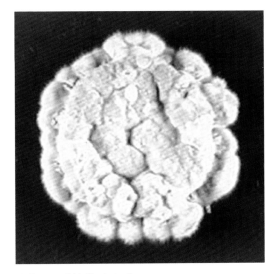

毡状地丝霉培养（正面）

嗜角质金孢子菌（*Chrysosporium keratinophilum*）

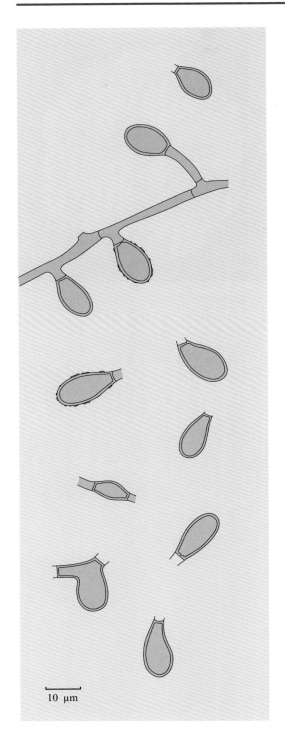

10 μm

菌落形态

30 ℃　葡萄糖蛋白胨琼脂培养基

直径	30 mm / 周
表面形态	平坦
质地	粉末状至皮革状
颜色	白色至奶油色
背面	奶油色

显微镜下特征

30 ℃

主要特征	大量粉孢子，类似皮肤癣菌的小分生孢子，但较大
分生孢子	大、光滑至略粗糙；卵圆形，有缩窄的基底；通常分隔的、夹于中间，产生于菌丝或短侧分枝顶端；一些孢子略微弯曲

鉴别诊断

菌落形态	须癣毛癣菌和其他白色颗粒状的皮肤真菌
镜下特征	絮状表皮癣菌、断发毛癣菌、赛多孢属、嗜热毁丝霉，还有其他金孢子菌属［见黄褐隐囊菌（*Aphanoascus fulvescens*）］

有性期

嗜角质隐囊菌 (*Aphanoascus keratinophilus*)。

临床意义

这是一种土壤微生物，偶尔从皮肤和甲中分离出，可能引起感染。

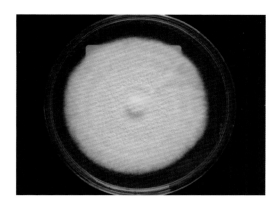

嗜角质金孢子菌培养（正面）

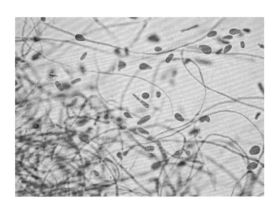

嗜角质金孢子菌镜下可见大的不对称的粉孢子

嗜热毁丝菌（*Myceliophthora thermophila*）

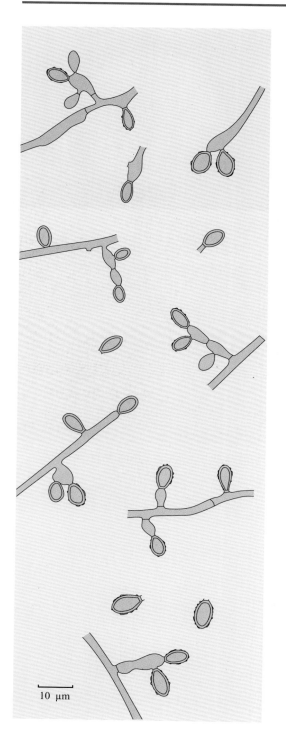

10 μm

菌落形态

30 ℃和37 ℃　葡萄糖蛋白胨琼脂培养基

直径　　　　　60~70 mm / 周

表面形态　　　平坦

质地　　　　　棉花状至粉末状

颜色　　　　　白色，中央为黄褐色

背面　　　　　奶油色

显微镜下特征

30 ℃和37 ℃

主要特征　　　菌丝末端或侧面有大量大
　　　　　　　的粉孢子

分生孢子　　　卵圆形至棒状，4.5~11 μm ×
　　　　　　　3~4.5 μm；透明至淡褐色，
　　　　　　　光滑或轻度粗糙，厚壁；
　　　　　　　产生于短侧枝的侧面或两
　　　　　　　端，常常在膨大的菌丝细
　　　　　　　胞上；可以从一个细胞上
　　　　　　　形成数个分生孢子；偶可
　　　　　　　从第一个末端产生一个次
　　　　　　　生分生孢子。

鉴别诊断

菌落形态　　土曲霉、短帚霉、荚膜组
　　　　　　织胞浆菌

镜下特征　　金孢子菌属，但分生孢子产
　　　　　　生于膨大的菌丝细胞上

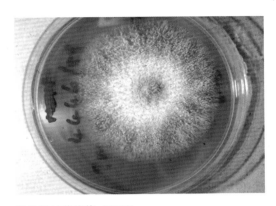

嗜热毁丝菌培养（正面）

有性期

异宗配合棒囊壳（*Corynascus heterothallicus*）。

临床意义

这是免疫功能低下患者深部感染的罕见
病因。

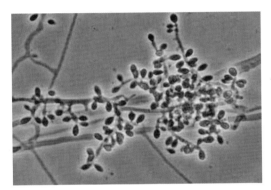

嗜热毁丝菌镜下显示大的、轻度着色的粉孢子

荚膜组织胞浆菌（*Histoplasma capsulatum*）

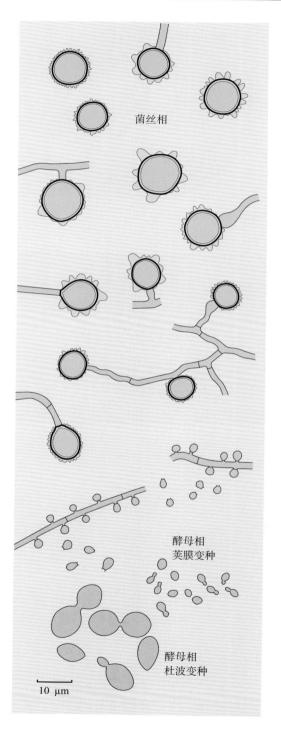

菌丝相

酵母相
荚膜变种

酵母相
杜波变种

10 μm

危险度分级 3 级病原体

菌落形态

30 ℃　葡萄糖蛋白胨琼脂培养基

直径	10 mm / 周
表面形态	平坦，中央堆积
质地	絮状至粉末状
颜色	白色至浅黄色
背面	浅黄褐色

37 ℃

表面形态	酵母样菌落
质地	粗糙
颜色	奶油色至褐色
背面	无色素

显微镜下特征

30 ℃

主要特征	大的具有疣状突起的、球形的大分生孢子
大分生孢子	圆形，直径 6~15 μm，有尖刺状或具有疣状突起的壁；产于短侧生菌丝上
小分生孢子	小的，圆形的，稀疏或大量长在侧面短梗上

37 ℃

主要特征   卵圆形酵母细胞，2~3 μm ×
3~4 μm，在窄基底上芽殖
(向酵母形式的转化常不
完全)

变种类型

杜波变种   发现于非洲，不同之
(var. *duboisii*)   处在于其有更大的酵
母细胞，长 8~15 μm，
有厚壁

腊肠变种   酵母细胞比荚膜组织
(var. *farciminosum*)   胞浆菌变种更小，但
其大分生孢子有光滑
的壁；是马和骡子淋
巴管炎的原因

鉴别诊断

菌落形态

30 ℃   皮炎芽生菌、金孢子菌属、
Renispora spp.（未 描 述）
及瘤孢菌属（*Sepedonium*
spp.）（未描述）

37 ℃   皮炎芽生菌，但其细胞有
更窄的基底连接在芽和母
细胞之间；毛孢子菌属

镜下特征

30 ℃	嗜热毁丝菌、*Renispora* spp.、瘤孢属 *Sepedonium* spp.（这些产生具疣状突起的大分生孢子而不是小分生孢子，并且在 37 ℃ 时不会向酵母形态转化）
37 ℃	光滑念珠菌；无包膜的隐球菌属、类似杜波变种

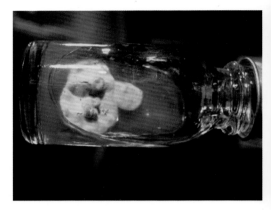

荚膜组织胞浆菌菌丝期培养

注：充分鉴定荚膜组织胞浆菌需要证明有合适的外抗原和（或）在丰富培养基，如在脑心浸液琼脂上 37 ℃ 条件下向酵母形式转化。需斜面孵育至少 4 周，但酵母通常存在 7~10 天。菌丝细胞可以直接出芽或产生扩大的移行细胞后再开始出芽。小分生孢子也可以转化为芽殖酵母。荚膜组织胞浆菌 Accuprobe 试验（基因探针公司，美国）既敏感又特异，尽管在金孢子菌属可得到假阳性结果。杜波变种亦可得到阳性结果。

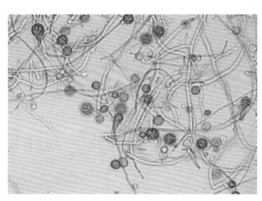

荚膜组织胞浆菌菌丝期镜下示具疣状突起的大分生孢子

有性期

荚膜阿耶洛菌（*Ajellomyces capsulatus*）。

临床意义

此菌是人类和其他哺乳动物组织胞浆菌病的病原菌。吸入荚膜组织胞浆菌后，导致一系列广泛的临床表现，从无症状肺部感染到急、慢性肺部疾病或更广泛的播散性疾病。其他方面健康的个体，低水平暴露后出现的感染通常为无症状的。高水平暴露后或有潜在免疫抑制情况的人则发生显性感染。组织胞浆菌病是北美洲最常见的地方性真菌病，但是中美洲和南美洲也常有发现。在美国，本病最常见的流行区域为密西西比和俄亥俄河周边，但组织胞浆菌病集中疫源地遍及大陆的东半部。与芽生菌病的流行区有重叠。其他的流行区域包括加勒比海岛、非洲部分地区、澳大利亚以及东亚，特别是印度和马来西亚。本病的暴发流行和散发病例出现于到流行区的游客中。

这种微生物对操作活菌培养的实验室工作人员可造成严重的威胁。

皮炎芽生菌（*Blastomyces dermatitidis*）

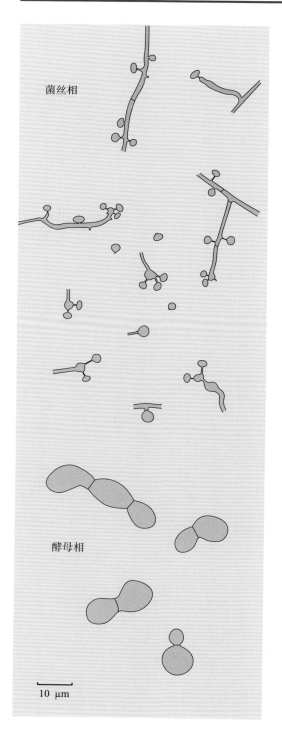

菌丝相

酵母相

10 μm

危险度分级 3 级病原体

菌落形态

30 ℃　葡萄糖蛋白胨琼脂培养基

直径	10 mm / 周
表面形态	平坦，有时褶皱且堆积于中央
质地	光滑，中央絮状
颜色	白色至浅黄色
背面	奶油色至褐色

37 ℃

表面形态	酵母样菌落
质地	粗糙
颜色	奶油色至淡褐色
背面	不着色

显微镜下特征

30 ℃

主要特征	细菌丝，有时存在小的圆形分生孢子
分生孢子	圆形至椭圆形，2~7 μm × 2~4.5 μm，光滑、无色；产生于有时膨大的菌丝细胞非常窄的侧枝上，或产生于较长的无分枝的菌丝末端

37 ℃

主要特征	大酵母细胞，直径8~15 μm，有宽基底的芽；细胞常被分隔开；可以见到不规则形状的假菌丝细胞

变种类型

非洲型	比美洲型孢子生成更多，并且在37 ℃时产生链状酵母细胞簇

鉴别诊断

菌落形态

−30 ℃	巴西副球孢子菌、毛孢子菌、许兰毛癣菌
−37 ℃	荚膜组织胞浆菌、巴西副球孢子菌、毛孢子菌

镜下特征

−30 ℃	缺乏大分生孢子的荚膜组织胞浆菌、矮小伊蒙菌（*Emmonsia parva*）（未描述）
−37 ℃	无出芽细胞的巴西副球孢子菌、荚膜组织胞浆菌杜波变种、无荚膜的隐球菌属

注：充分鉴定皮炎芽生菌需要有对应的外抗原证实和（或）在丰富培养基如脑心浸液琼脂上 37 ℃条件下向酵母形式转化。应斜面孵育至少 4 周，但酵母通常存在 2~3 天。皮炎芽生菌 Accuprobe 试验（基因探针公司，美国）既敏感又特异，尽管在巴西芽生菌可能产生假阳性结果。

有性期

皮炎阿耶洛菌（*Ajellomyces dermatitidis*）。

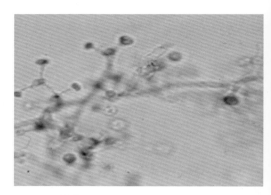

皮炎芽生菌菌丝期镜下示分生孢子产生于膨大的菌丝细胞短分枝上

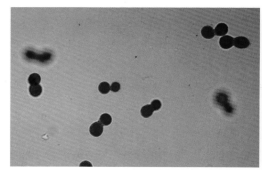

皮炎芽生菌酵母期镜下示细胞在宽基底上发芽

临床意义

这是人类和其他哺乳动物芽生菌病的病原菌。吸入皮炎芽生菌后，导致一系列广泛的临床表现，从无症状肺部感染到肺部和其他器官，特别是皮肤、骨骼及泌尿生殖系统的急性和慢性感染。芽生菌病最常影响免疫功能低下的人。多数病例被报道来自密西西比和俄亥俄河流域地区，但是本病也是很多美国中南部、东南部和中西部州，以及加拿大大湖和劳伦斯河沿岸各省的地方病，与组织胞浆菌病的流行区有重叠。其他大陆包括南部非洲、印度，以及美洲中部和南部部分地区有散发病例报道。

这种微生物对操作活菌培养的实验室工作人员造成了严重的威胁。

巴西副球孢子菌（*Paracoccidioides brasiliensis*）

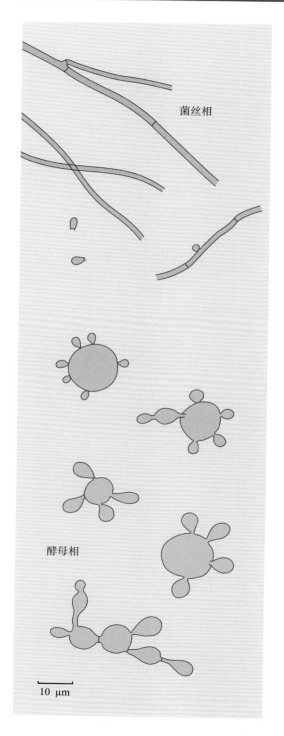

菌丝相

酵母相

10 μm

危险度分级 3 级病原体

菌落形态

30 ℃　葡萄糖蛋白胨琼脂培养基

直径	5~10 mm / 周
表面形态	圆顶状、褶皱状或簇生
质地	光滑至絮状，变为毛毡样或天鹅绒样
颜色	白色至浅黄色
背面	黄褐色

37 ℃

表面形态	大量褶皱的、堆积的酵母样菌落
质地	粗糙
颜色	白色至奶油色
背面	不着色

显微镜下特征

30 ℃

主要特征	仅有菌丝，偶见厚壁孢子
分生孢子	在葡萄糖蛋白胨琼脂上孢子形成少；在酵母浸出物琼脂上有梨形至卵圆形的粉孢子直接产生于菌丝侧面或短的分生孢子梗上；厚壁，也可以产生方形至矩形的节孢子

37 ℃

主要特征　　大的圆形至梨形酵母细胞，
　　　　　　有多发的细颈的圆形的芽

鉴别诊断

菌落形态

－30 ℃　　皮炎芽生菌与之类似但生
　　　　　　长更快；絮状白色皮肤癣
　　　　　　菌、毛孢子菌

－37 ℃　　皮炎芽生菌

镜下特征

－30 ℃　　任何无孢子的白色霉菌
－37 ℃　　荚膜组织胞浆菌杜波变种、
　　　　　　无荚膜的隐球菌属

注：充分鉴定巴西副球孢子菌需要在丰
富培养基如脑心浸液琼脂上于 37 ℃向酵
母形式转化。这种微生物生长缓慢，需
斜面孵育至少 4 周。没有巴西副球孢子
菌的 Accuprobe 试验，但在皮炎芽生菌
的试验中可得到假阳性结果。

有性期

未知。

临床意义

这是人类副球孢子菌病的病原体。吸入
巴西副球孢子菌后，几乎总能导致亚临
床感染。在成人，静止期皮损后期再激

活，导致肺部或其他器官特别是淋巴结、
黏膜和皮肤缓慢进展的肉芽肿病。在儿
童和青少年，可引起没有潜伏期的急性
或亚急性播散性感染。副球孢子菌病是
一种拉丁美洲常见的地方性真菌病。地
域从墨西哥延伸至阿根廷，但该病在南
美洲比中美洲更流行。拉丁美洲之外的
患者患病前有流行区居住史是慢性副球
孢子菌病的输入性原因。

　　这种微生物对操作活菌培养的实验
室工作人员可造成严重的威胁。

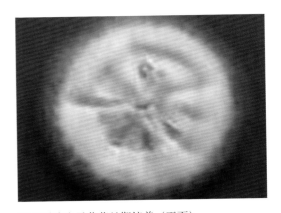

巴西副球孢子菌菌丝期培养（正面）

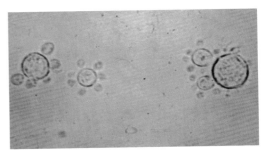

巴西副球孢子菌酵母期镜下显示许多出芽

5 全壁芽生式分生孢子的霉菌（Moulds with Holoblastic Conidia）

引言

本章节描述的所有霉菌几乎均有褐色或黑色细胞壁，因此菌落形态相似。分生孢子形态和产孢方式为主要鉴别特征。分生孢子通过简单的萌芽方式（全壁芽生型产孢）产生，在形态上差异很大，从小的单细胞孢子到由十个或更多细胞组合的大量厚壁孢子。一些菌种中，分生孢子与亲代菌丝紧密相连，而不进一步发展，而其他的菌种分生孢子自身可出芽产生链状孢子，顶端为最新产生的孢子。在这两种类型中，只要分生孢子已经形成，将不再产生更多孢子。这与内壁芽生型产孢过程不同（见第 6、7 章）。

本章节描述的许多真菌为环境中的腐生菌。其他的为植物病原菌，多见于热带地区。这些属归属于子囊菌目刺盾炱目（the Ascomycetous orders Chaetothyriales）[枝孢瓶霉（*Cladophialophora*）、着色霉（*Fonsecaea*）、奔马赭霉（*Ochroconis*）、喙枝孢霉（*Rhinocladiella*）]、座囊菌目（Dothidiales）[短梗霉（*Aureobasidium*）和枝孢霉（*Cladosporium*）]、长喙壳目（Ophiostomatales）[孢子丝菌（*Sporothrix*）]和格孢腔目（Pleosporales）[链格孢（*Alternaria*）、离蠕孢（*Bipolaris*）、弯孢霉（*Curvularia*）和突脐孢（*Exserohilum*）]。这些霉菌中仅有少数是常见的人类或动物病原体，但是对于非专业人士，鉴定比较困难，因为它们中的一些真菌的分生孢子的形态和分隔常常只有细微的差别。因此，分子生物学鉴定更为重要。这些暗色霉菌的分离株体外药敏试验常表现为对两性霉素 B、伊曲康唑、泊沙康唑、伏立康唑和氟胞嘧啶敏感。

对于表面黏稠或潮湿菌落，分离菌落边缘物质以及分析新长出的和菌落下层的生长情况是有意义的。对于形成分生孢子链的菌属，针尖取材没有胶带制备及载玻片培养效果好。

Identification of Pathogenic Fungi, Second Edition. Colin K. Campbell, Elizabeth M. Johnson, and David W. Warnock.
© 2013 Health Protection Agency. Published 2013 by Blackwell Publishing Ltd.

单细胞型分生孢子全壁芽生型霉菌检索表

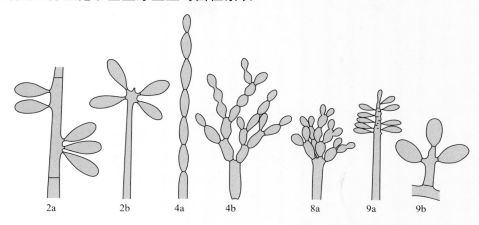

la	菌落黏液样或光滑，白色或最初浅粉色，随后发展为暗色	2
lb	菌落絮状或茸毛状，褐色或橄榄色	3
2a	在菌丝侧面呈簇状生成分生孢子	出芽短梗霉
2b	末端的小齿上呈花瓣状产生分生孢子	申克孢子丝菌
3a	分生孢子呈链状产生	4
3b	非链状分生孢子	9
4a	长分生孢子链，无分枝	5
4b	短分生孢子链，较多分枝	6
5a	37 ℃下不生长或生长不良	卡氏枝孢瓶霉
5b	37 ℃和 40 ℃下生长良好	班替枝孢瓶霉
6a	糙壁分生孢子	多主枝孢
6b	光滑分生孢子	7
7a	大多数分生孢子呈圆形	球孢枝孢
7b	大多数分生孢子椭圆形或柠檬形	8
8a	分生孢子链非常短，紧凑	裴氏着色霉
8b	分生孢子链较长，较多分叉	枝孢样枝孢
9a	分生孢子细长，宽 <2 μm	深绿色喙枝孢
9b	分生孢子宽椭圆形，宽 >2 μm	麦氏喙枝孢

多细胞型分生孢子全壁芽生型霉菌检索表

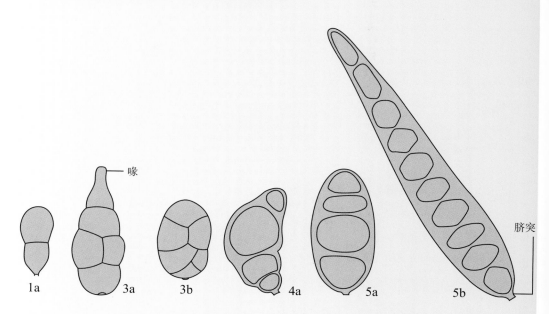

1a	分生孢子均为两个细胞，壁薄	奔马赭霉
1b	分生孢子多于两个细胞	2
2a	一些分生孢子除横隔外有斜向或纵向隔	3
2b	分生孢子仅有横隔	4
3a	分生孢子链状排列，常多于三个；大多数分生孢子顶端呈喙状	互隔链格孢
3b	分生孢子单个或两三个形成链状；大多数孢子顶端无喙状结构	纸细基格孢
4a	分生孢子不对称	新月弯孢霉
4b	分生孢子椭圆形或圆柱形	5
5a	分生孢子椭圆形，分隔少，无脐突	6
5b	分生孢子圆柱形，有较多分隔，脐突明显	7
6a	分生孢子大多有五个分隔	夏威夷离孺孢
6b	分生孢子大多有三个分隔	澳洲离孺孢

7a	分生孢子近基底处最宽	8
7b	分生孢子近基底处不宽；分生孢子壁有疣状突起	麦格尼斯突脐孢
8a	分生孢子的基底和喙状尖端呈暗色	嘴突脐孢
8b	分生孢子仅基底部较暗	长喙突脐孢

出芽短梗霉（*Aureobasidium pullulans*）

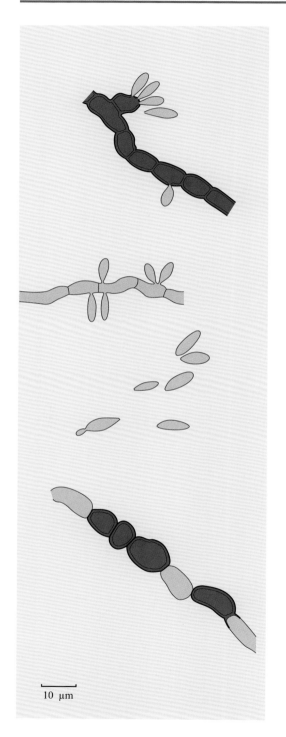

10 μm

菌落形态

30 ℃　葡萄糖蛋白胨琼脂培养基

直径	30 mm / 周
表面形态	平坦，外展
质地	黏液样或光滑的
颜色	白色或亮粉色，逐渐转变为黑色或暗褐色
背面	奶油状，逐渐转变为棕色或黑色

显微镜下特征

30 ℃

主要特征	酵母样分生孢子由下方的菌丝产生，群集样；老化的菌丝可发展为膨大的黑色素细胞
分生孢子	光滑，椭圆，无色素；从菌丝的侧面呈簇状产生

鉴别诊断

菌落形态	其他黑酵母，包括外瓶霉属（*Exophiala* spp.）、烧瓶状霉属（*Lecythophora* spp.）、申克孢子丝菌（*Sporothrix schenckii*）
镜下特征	外瓶霉属，但是出芽短梗霉同一个点不产生连续性孢子

有性期

亚麻变褐病菌（*Discosphaerina fulvida*）。

临床意义

常见的腐生菌，是免疫缺陷患者的少见病原菌。

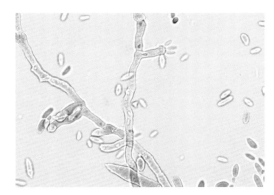

镜下可见出芽短梗霉椭圆形分生孢子呈簇状产生

申克孢子丝菌（*Sporothrix schenckii*）

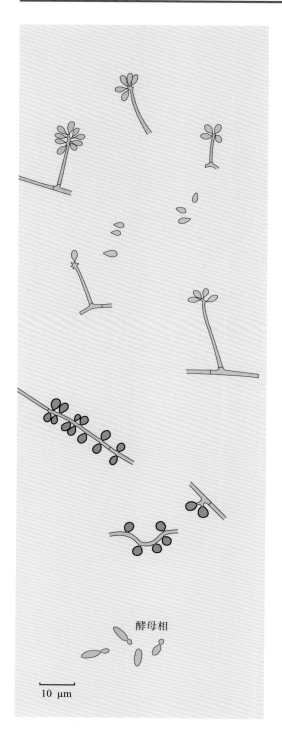

酵母相

10 μm

菌落形态

30 ℃	葡萄糖蛋白胨琼脂培养基
直径	15 mm / 周
表面形态	平坦至褶皱
质地	湿润，膜状的，逐渐变为毛毡样
颜色	白色含有灰色区域，逐渐转变为黑色
背面	灰色至黑色
37 ℃	如果完全转变为酵母，则为光滑的奶油色菌落；亦可类似于 30 ℃ 下的形态，但生长较为缓慢

显微镜下特征

30 ℃	
主要特征	透明菌丝；纤细的分生孢子梗产生顶端呈花环状的小分生孢子
分生孢子	椭圆形，3~6 μm × 2~3 μm，近末端渐尖；光滑，壁薄；在产孢细胞顶端形成玫瑰花样结构；后面形成的分生孢子作为侧芽产生，并有色素
37 ℃	长至卵圆形的出芽细胞；3~10 μm × 1~3 μm；在特殊培养基上酵母形态最佳

变种类型

lurei 变种 较长较窄的分生孢子，3.5~
10 μm×1.5~2 μm；在体内，
除组织相酵母形态外，可
产生厚壁圆形细胞

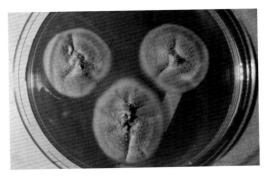

申克孢子丝菌培养（正面）

鉴别诊断

菌落形态 其他孢子丝菌属（37 ℃下
不会转变为酵母相）；突变
烧瓶状霉（*Lecythophora
mutabilis*）、出芽短梗霉、
毛孢子菌属

镜下特征 其他孢子丝菌属、出芽短
梗霉

有性期

未知。

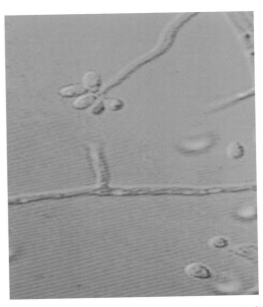

显微镜下可见申克孢子丝菌顶端玫瑰花样分生孢子

临床意义

该菌引起孢子丝菌病。外伤后申克孢子
丝菌植入，引起皮肤或皮下组织感染，
通常表现为淋巴播散。四肢，尤其是手
和手指，是常见的感染部位。在易感人
群中，有时会出现肺部、关节、骨骼或
其他部位感染。孢子丝菌病呈全球分布，
但最常见于温带、热带气候区域。近年
来，拉丁美洲和日本报道最多。北美、
非洲、印度、澳大利亚等其他区域呈地
方性分布。

斑替枝孢瓶霉（*Cladophialophora bantiana*）

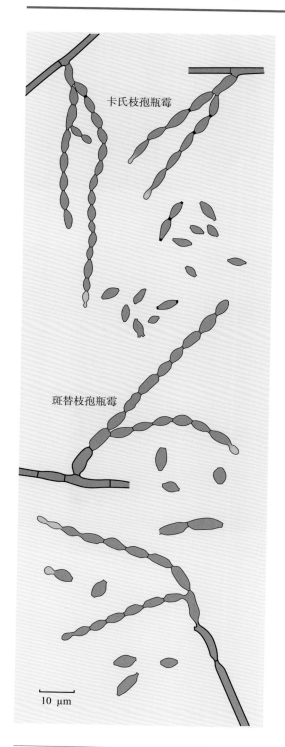

卡氏枝孢瓶霉

斑替枝孢瓶霉

10 μm

危险度分级 3 级病原体

菌落形态

30 ℃　葡萄糖蛋白胨琼脂培养基

直径	30 mm / 周
表面形态	平坦或堆起的；中心常有不规则的褶皱
质地	粉末状至毛毡样
颜色	浅橄榄绿色
背面	橄榄黑

显微镜下特征

30 ℃

主要特征	长的较少有分枝，排列成链状淡褐色、柠檬状单细胞分生孢子
分生孢子	浅色细长的分生孢子，6~12.5 μm×2.5~4 μm，有截断的或尖的末端；形成长的少分枝链状，通常连接完整

鉴别诊断

菌落形态	其他枝孢瓶霉属、枝孢霉属、瓶霉属、镰刀菌属、外瓶霉属
镜下特征	其他枝孢瓶霉属，尤其是卡氏枝孢瓶霉；不同于斑替枝孢瓶霉，卡氏枝孢瓶霉在 40 ℃下不生长

有性期

未知。

临床意义

斑替枝孢瓶霉是一种环境微生物，可引起脑暗色丝孢霉病——一种罕见且高死亡率的疾病。斑替枝孢瓶霉是嗜神经性的，是此类疾病的最常见的病原菌，尤其在免疫功能正常的个体中。通常认为是通过从肺部吸入和血源性播散引起感染；然而，也可能是由鼻窦损害直接蔓延所致。该菌呈世界性分布，但斑替枝孢瓶霉感染更常见于亚热带和潮湿的地区。此微生物对实验室操作活菌的工作人员可构成严重威胁。

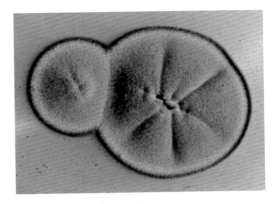

斑替枝孢瓶霉培养（正面）

卡氏枝孢瓶霉（*Cladophialophopa carrionii*）
产生浅褐色分生孢子，形成长的、少分枝链状，坚实且连接紧密；单细胞，光滑或轻微粗糙，4.5~8.5 μm × 2.2~2.6 μm，最多可有三个暗色的、狭窄的、不明显的痕。在热带、亚热带地区引起着色芽生菌病。

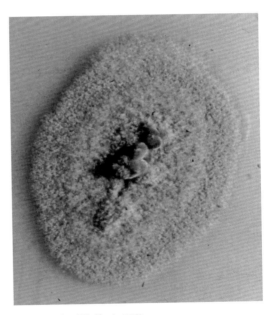

卡氏枝孢瓶霉培养（正面）

球孢枝孢 （*Cladosporium sphaerospermum*）

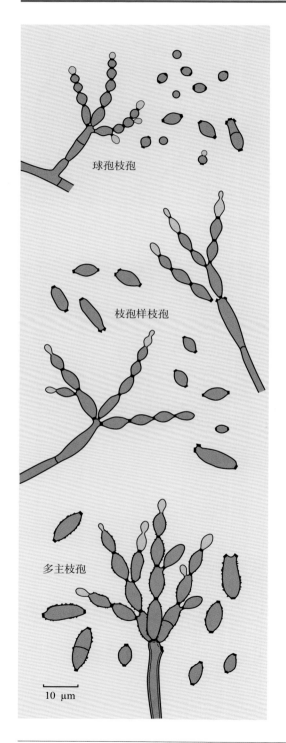

球孢枝孢

枝孢样枝孢

多主枝孢

10 µm

菌落形态

30 ℃　葡萄糖蛋白胨琼脂培养基

直径	10 mm / 周
表面形态	圆顶状，常见褶皱
质地	粉末状
颜色	深灰绿色
背面	暗绿色，边缘颜色较浅

显微镜下特征

30 ℃

主要特征	暗色圆形分生孢子形成分枝链，呈树样结构
分生孢子	暗褐色；圆形或近似圆形，直径 3.5~4 µm；大部分单细胞，有两个明显的痕；孢子出芽形成链状，顶端为最新产生的孢子；基底部为较早产生的分生孢子，呈椭圆形或盾形，最长达 15 µm，通常有隔膜，有几个明显的痕；孢子链常断裂

鉴别诊断

菌落形态	其他枝孢属、瓶霉属、着色芽生菌属、外瓶霉属
镜下特征	其他枝孢属（见下文），枝孢瓶霉

有性期

未知。

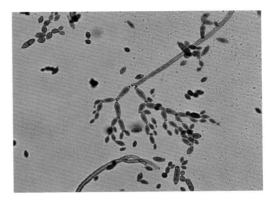

镜下枝孢样枝孢可见柠檬状分生孢子分枝链状

临床意义

常见的环境霉菌，皮肤和甲感染的可疑致病菌。

多主枝孢（*Cladosporium herbarum*）

此类环境霉菌的分生孢子壁明显粗糙，这有助于与其他枝孢霉属相鉴别。

枝孢样枝孢（*Cladosporium cladosporioides*）

常见的环境霉菌，分生孢子光滑，可与多主枝孢相鉴别；其较大的柠檬状分生孢子，可与球孢枝孢相鉴别。

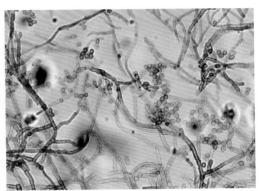

镜下球孢枝孢可见小而圆的分生孢子形成的分枝链

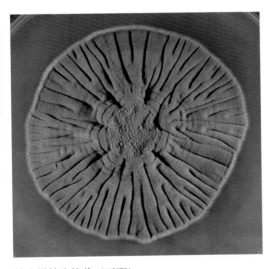

枝孢样枝孢培养（正面）

裴氏着色霉（*Fonsecaea pedrosoi*）

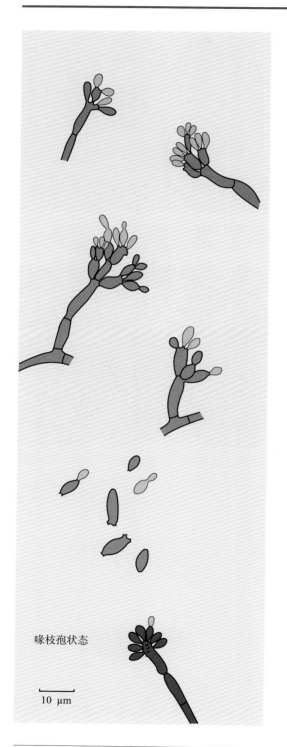

喙枝孢状态

10 μm

菌落形态

30 ℃　葡萄糖蛋白胨琼脂培养基

直径	10 mm / 周
表面形态	中央堆起，边缘平坦
质地	羊毛状，边缘下沉
颜色	暗褐色至橄榄黑色
背面	黑色

显微镜下特征

30 ℃

主要特征　褐色，单细胞分生孢子，形成短分枝链

分生孢子　短链，椭圆形至卵圆形，1.5~3 μm×3~6 μm，连续出芽产生；此外，褐色单细胞分生孢子产生于产孢细胞顶端短的齿状突起（喙枝孢型）；大多分离株可诱导产生瓶霉的瓶状瓶梗

鉴别诊断

菌落形态　　　枝孢属、瓶霉属、外瓶霉属

镜下特征　　　枝孢属、瓶霉属、喙枝孢属

有性期

未知。

临床意义

着色芽生菌病的最常见病原菌。局限型
皮肤和皮下组织感染，四肢受累最常见，
进展缓慢。也有报道该菌引起肺部暗色
丝孢霉病。着色芽生菌病通过发现单个
或成串的圆形、厚壁、褐色细胞（称为
砖格样细胞或硬壳小体）与皮下暗色丝
孢霉病及其他浅部真菌感染相鉴别。

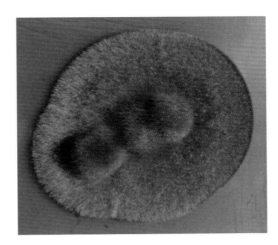

裴氏着色霉培养（正面）

深绿色喙枝孢（*Rhinocladiella atrovirens*）

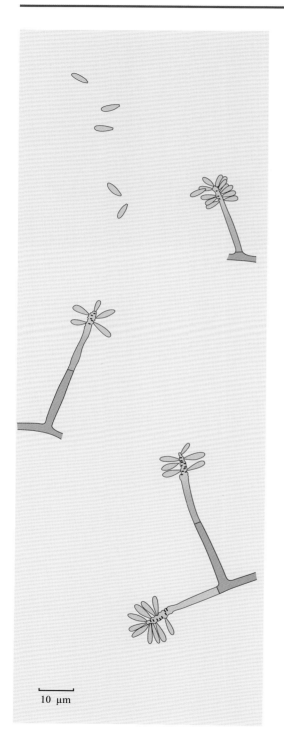

菌落形态

30 ℃　葡萄糖蛋白胨琼脂培养基

直径	10 mm / 周
表面形态	平坦或堆起的
质地	羊毛状
颜色	橄榄绿或暗灰色
背面	灰至黑色

显微镜下特征

30 ℃

主要特征	褐色分生孢子，近顶端产生小的、淡褐色或无色分生孢子
分生孢子	小，4~5.5 μm × 1~2 μm，长形至椭圆形；伴有淡褐色不明显的痕，形成于分生孢子的尖端，越靠近顶端颜色越浅

鉴别诊断

菌落形态	枝孢属、瓶霉属、外瓶霉属、着色芽生菌属
镜下特征	其他喙枝孢属，裴氏着色霉菌株有喙枝孢型的分生孢子梗

10 μm

有性期

未知。

临床意义

见于环境中，是暗色丝孢霉病的罕见病
原菌。

麦氏喙枝孢（*Rhinocladiella mackenziei*）

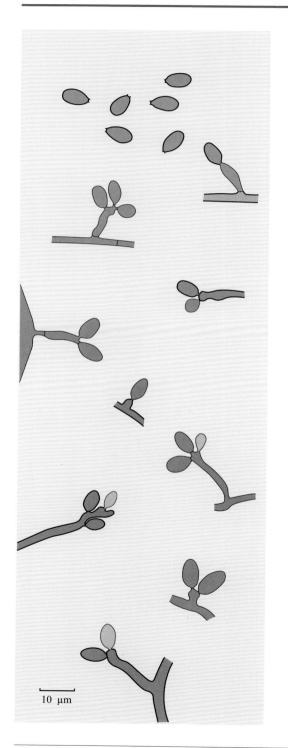

10 μm

菌落形态

30 ℃　葡萄糖蛋白胨琼脂培养基

直径	5 mm / 周
表面形态	中央隆起，边缘下沉
质地	密集羊毛状
颜色	暗灰 – 棕色至黑色
背面	黑色

显微镜下特征

30 ℃

主要特征　光滑、有色素、有棕色椭圆形分生孢子的分隔菌丝

分生孢子　褐色，椭圆形，4.7~9.6 μm × 2.7~6 μm，有平滑的分离的痕或突脐（scar or protuberant hilum）；从低分化的产胞细胞中产生；可育轴上鲜有分生孢子产生；一些菌株在初代培养中产孢较弱或不产孢，但在后续次代培养中产生大量的分生孢子

鉴别诊断

菌落形态　　其他喙枝孢属、枝孢属、瓶霉属、外瓶霉属、裴氏着色霉

镜下特征　　裴氏着色霉、其他喙枝孢属、枝氯霉属（*Ramichloridium* spp.）（未描述）

有性期

未知。

临床意义

一种可引起脑暗色丝孢霉病的环境霉菌，临床罕见，但死亡率高。麦氏喙枝孢具有嗜神经性，仅在中东国家、阿富汗、印度次大陆或这些地区的移民中有报道。

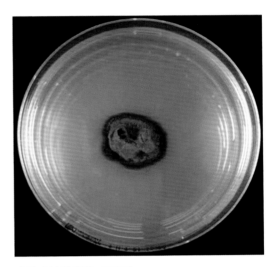

麦氏喙枝孢培养（正面）

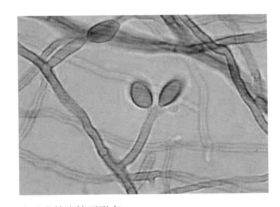

麦氏喙枝孢镜下形态

奔马赭霉（*Ochroconis gallopava*）

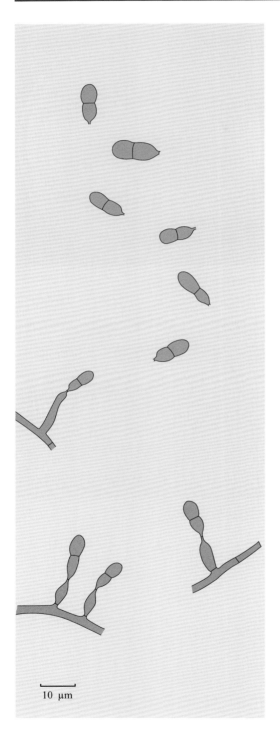

10 μm

菌落形态

30 ℃　葡萄糖蛋白胨琼脂培养基

直径	15 mm / 周
表面形态	平坦
质地	颗粒状至绒毛状
颜色	暗红－褐色
背面	红棕色伴有弥散的色素

显微镜下特征

30 ℃

主要特征　淡褐色菌丝，含有小的、淡褐色、双细胞分生孢子；耐热

分生孢子　在正常菌丝的较短一侧分枝，狭窄的圆柱形齿状突起上产生孢子；淡褐色，椭圆形至圆柱形，6~17 μm × 2.5~4.5 μm；双细胞，顶端细胞较大，常在中央隔处有缩窄；光滑或粗糙，基底部有一明显的痕

鉴别诊断

其他真菌几乎没有该菌种的暗红褐色和颗粒状表面，也没有独特的双细胞分生孢子。

有性期

未知。

临床意义

此类环境霉菌是脑部、肺部和其他类型暗色丝孢霉病的罕见病原菌。

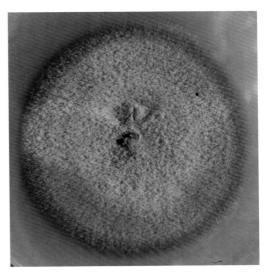

奔马赭霉培养（正面）

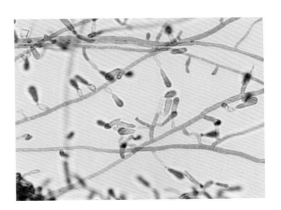

奔马赭霉镜下可见独特的双细胞分生孢子

互隔链格孢（*Alternaria alternata*）

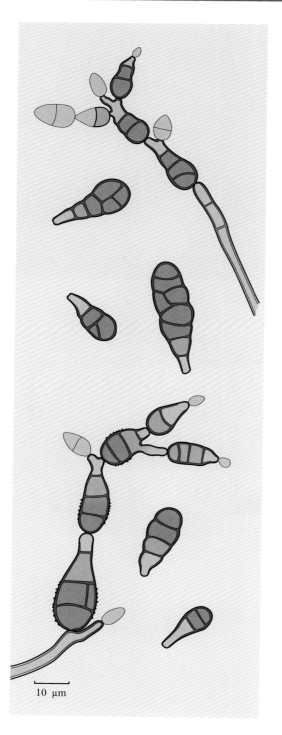

菌落形态

30 ℃　葡萄糖蛋白胨琼脂培养基

直径	60 mm / 周
表面形态	平坦
质地	粉末状至毛毡样或羊毛状
颜色	最初为白色，逐渐转变为灰色至暗绿色－黑色
背面	奶油状，逐渐转变为灰色至黑色

显微镜下特征

30 ℃

主要特征	淡褐色、棒状分生孢子呈链状排列，有纵向和横向的隔
分生孢子	棒状，淡褐色，20~63 μm × 9~18 μm；形成长链状；多分隔，包括横隔和纵隔或斜隔；大多在远处终端有末端喙

鉴别诊断

菌落形态　　其他链格孢属、弯孢霉属、
　　　　　　细 基 格 孢 属 （*Uclocladiu*
　　　　　　spp.）

镜下特征　　细基格孢属，除了三个以
　　　　　　上孢子链少见外，大部分
　　　　　　分生孢子没有喙

有性期

未知。

临床意义

环境霉菌，可引起皮肤、皮下组织和鼻
窦暗色丝孢霉病。

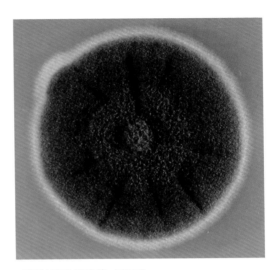

互隔链格孢霉培养（正面）

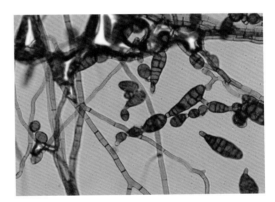

互隔链格孢霉镜下可见孢子呈链状排列，有横隔和
纵隔

纸细基格孢（*Ulocladium chartarum*）

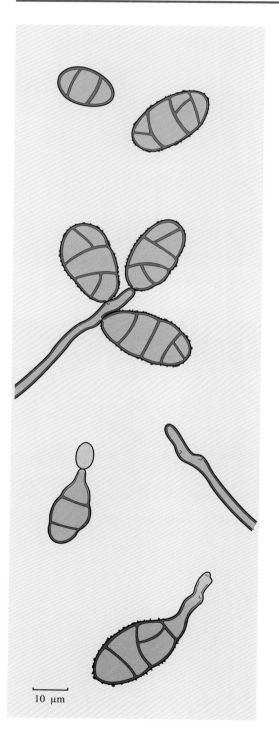

10 μm

菌落形态

30 ℃　葡萄糖蛋白胨琼脂培养基

直径	60 mm / 周
表面形态	平坦到扩展
质地	粉末状到毛毡状
颜色	灰黑色
背面	黑色

显微镜下特征

30 ℃

主要特征　暗褐色、椭圆形分生孢子，
　　　　　有纵向和横向的隔，产生于
　　　　　有膝状弯曲的分生孢子梗

分生孢子　暗褐色，椭圆形，多分隔
　　　　　（1~5 个分隔），有横隔、纵
　　　　　隔和斜隔；光滑或粗糙的
　　　　　壁，一些分生孢子可产生
　　　　　短喙和产生次代分生孢子

鉴别诊断

菌落形态	链格孢属、弯孢霉属、离蠕孢属
镜下特征	链格孢属，除了以长链状形成分生孢子外，大多数伴有明显的喙

有性期

未知。

临床意义

常见的环境霉菌，至少已有一例皮下暗色丝孢霉病的报道。

新月弯孢（*Curvularia lunata*）

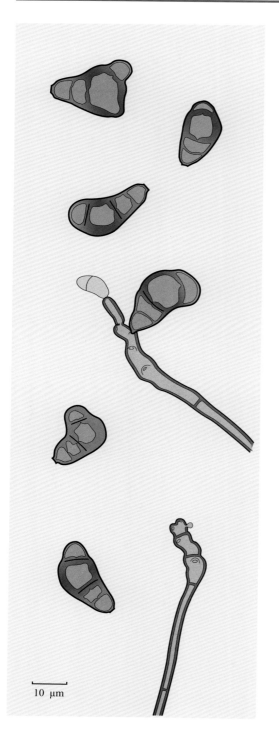

10 μm

菌落形态

30 ℃　葡萄糖蛋白胨琼脂培养基

直径	50 mm / 周
表面形态	平坦
质地	粉末状至毛毡状
颜色	暗褐色至灰黑色，常有一个白色的边缘
背面	暗褐色

显微镜下特征

30 ℃

主要特征	暗棕色，弯曲的孢子有 3 个分隔
分生孢子	弯曲，20~32 μm × 9~15 μm，在膝状弯曲处的分生孢子梗产生；典型的有 3 个分隔；次末端的细胞不对称，通常比其他细胞颜色深

鉴别诊断

菌落形态	链格孢属、细基格孢属、离蠕孢属、突脐孢属（*Exserohilum* spp.）
镜下特征	离蠕孢和突脐孢属（新月弯孢霉的分生孢子通常是弯曲的）、链格孢属

有性期

月状旋孢腔菌（*Cochliobolus lunatus*）。

临床意义

一种重要的热带植物病原体。可引起人类的角膜和鼻窦暗色丝孢霉病，也可引起免疫缺陷人群的深部感染。

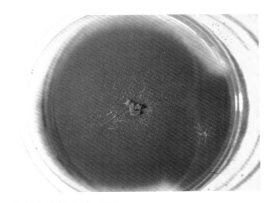

新月弯孢培养（正面）

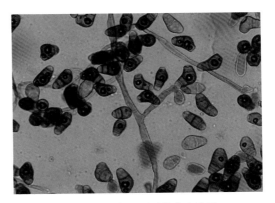

新月弯孢镜下可见暗色、不对称分生孢子

夏威夷离蠕孢（*Bipolaris hawaiiensis*）

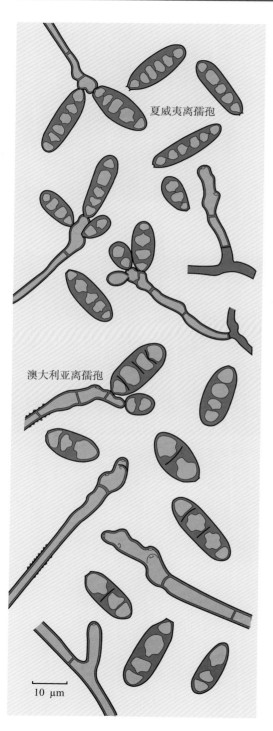

夏威夷离蠕孢

澳大利亚离蠕孢

10 μm

菌落形态

30 ℃　葡萄糖蛋白胨琼脂培养基

直径	80 mm／周
表面形态	平坦，扩展
质地	绒毛状至毛毡样
颜色	灰黑色，常伴白色边缘
背面	黑色

显微镜下特征

30 ℃

主要特征	大的、椭圆形、棕色色素、壁厚、多分隔分生孢子，由膝状弯曲的分生孢子梗产生
分生孢子	大，椭圆到细长，两端圆形，16~34 μm × 4~9 μm，最多6个分隔（典型的4~5个）

鉴别诊断

菌落形态	其他离蠕孢属、突脐孢属、链格孢属、弯孢霉属、细基格孢属
镜下特征	其他离蠕孢属，分生孢子形态、大小、分隔数目不同于夏威夷离蠕孢。突脐孢属，形成突出的截断的脐
镜下形态	长蠕孢属（*Helminthosporium* spp.）（未描述），但该属

分生孢子梗不是膝状弯曲的内脐蠕孢属（*Drechslera* spp.）（未描述），不包括发芽与孢子轴成直角

弯孢属，有弯曲的分生孢子

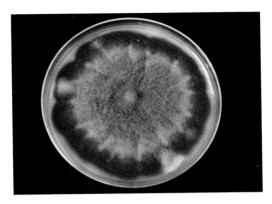

夏威夷离蠕孢培养（正面）

有性期

夏威夷旋孢腔菌（*Cochliobolus hawaiiensis*）。

临床意义

此致病菌是一种热带植物病原体，引起侵袭性鼻和脑暗色丝孢霉病。

澳大利亚离蠕孢（*Bipolaris australiensis*）

此致病菌除分生孢子分隔较少外，与夏威夷离蠕孢在菌落和镜下形态上都非常相似。夏威夷离蠕孢菌株典型的分生孢子有 5 个分隔，而 80%~90% 的澳大利亚离蠕孢有 3 个分隔，偶见 4~5 个分隔。澳大利亚离蠕孢为植物病原体，但其引起的人类深部感染也曾有报道。

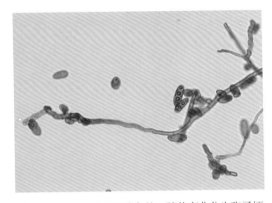

夏威夷离蠕孢镜下可见暗色的、膝状弯曲分生孢子梗

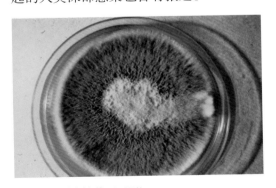

夏威夷离蠕孢培养（正面）

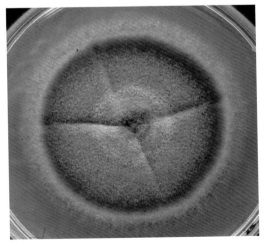

澳大利亚离蠕孢培养（正面）

嘴突脐孢（*Exserohilum rostratum*）

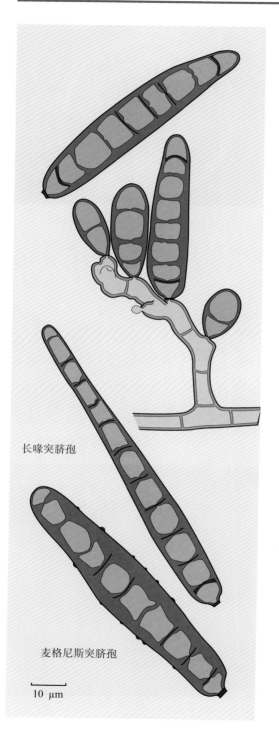

长喙突脐孢

麦格尼斯突脐孢

10 μm

菌落形态

30 ℃　葡萄糖蛋白胨琼脂培养基

直径	80 mm／周
表面形态	平坦
质地	绒毛状至毛毡样
颜色	灰黑色，常伴白色边缘
背面	黑色

显微镜下特征

30 ℃

主要特征　　膝状弯曲的分生孢子梗产生大的、褐色、厚壁、多分隔分生孢子

分生孢子　　较大，大多平直，椭圆至细长，30~128 μm × 9~23 μm，大多有 7~9 个分隔；脐的上方即刻出现分隔，分生孢子顶端附近的较厚且较暗，基底部的痕（脐）明显且突出

鉴别诊断

菌落形态　　其他突脐孢属、离孺孢属、链格孢属、弯孢霉属、细基格孢属

| 镜下特征 | 离孺孢属，较少有明显的脐，呈椭圆形，而非细长的分生孢子 |
| | 长孺孢属（未描述），但其分生孢子梗无膝状弯曲 |

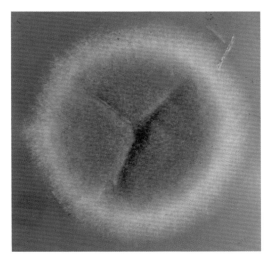

嘴突脐孢培养（正面）

有性期

喙状刚毛座腔菌（*Setosphaeria rostrata*）。

临床意义

此热带植物致病菌是皮下组织和深部暗色丝孢霉病的罕见病原体，通常易感染免疫缺陷患者。

长喙突脐孢（*Exserohilum longirostratum*）

此菌种与嘴突脐孢在菌落和镜下形态上都非常相似，不同之处为前者产生的分生孢子长短不一。长分生孢子（196~260 μm×13~16 μm）典型的有 13~21 个分隔，短分生孢子（38~79 μm×13~19 μm）典型的有 5~9 个分隔。偶见人类感染报道。

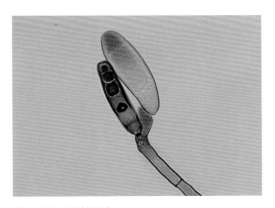

嘴突脐孢显微镜形态

麦格尼斯突脐孢（*Exserohilum meginnisii*）

此菌种在形态上类似于其他突脐孢属。典型分生孢子（64~100 μm×10~15 μm），壁上有疣状突起，多有 9~11 个分隔；该菌种脐上方没有其他突脐孢属可见的深色且厚的隔膜；是暗色丝孢霉病的罕见病原体。

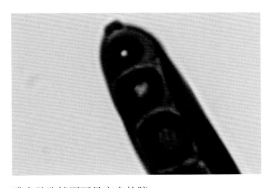

嘴突脐孢镜下可见突出的脐

6 内壁芽生式分生孢子黏附呈链的霉菌（Moulds with Enteroblastic Conidia Adhering in Chains）

引言

本章介绍的霉菌是以瓶梗细胞产生干燥的分生孢子链为特点的。孢子链基本上持续形成，且容易辨认。第 7 章描述的真菌虽然也从瓶梗细胞产孢，但是不形成孢子链。瓶梗和环痕梗之间并没有显著不同，目前认为它们在内壁芽生产孢过程中只存在极细微差别。

干燥的孢子很适合随着气流播散，因此非常容易从培养基中飘出。所以，在处理产孢的真菌时必须非常小心，以免吸入培养基上潜在致病菌和杂菌。由于这类霉菌大量产孢，可借助显微镜更好地观察菌落边缘幼小的分生孢子结构。如果在分生孢子团块中看不到分生孢子梗，则需要移开盖玻片，把样本移到滴有新鲜的封固液的另一张载玻片上。

曲霉是一类大的变形属真菌，至少与 8 个不同的有性型属相关，包括裸孢壳属（*Emericella*）、散囊菌属（*Eurotium*）、新萨托菌（*Neosartorya*），它们属于子囊菌门、散囊菌目、发菌科。此科还包括拟青霉（*Paecilomyces*）和青霉（*Penicillium*）。这些真菌在有性生长阶段产生具有子囊（asci）和子囊孢子（ascospores）的子囊果（ascocarps）［术语叫闭囊壳（cleistothecia）］。

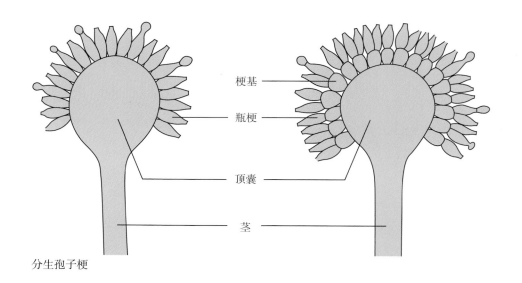

梗基

瓶梗

顶囊

茎

分生孢子梗

Identification of Pathogenic Fungi, Second Edition. Colin K. Campbell, Elizabeth M. Johnson, and David W. Warnock.
© 2013 Health Protection Agency. Published 2013 by Blackwell Publishing Ltd.

曲霉和青霉主要通过是否出现顶囊，即分生孢子梗的膨大顶端（瓶梗位于其上）来加以区别。顶囊头部的小泡状突起常见于曲霉，但一小部分曲霉也产生无顶囊的青霉样头部。此外，还有一些单轮生青霉产生一个非常小的顶囊，然而，和曲霉属不同的是，这些顶囊的宽度绝不会超过茎宽的 2 倍。

孢子团被破坏前的形状是曲霉鉴定的有用信息。使用有顶部照明可观察培养皿的显微镜很容易看清生长的菌落。少数菌种形成圆柱形孢子头部，但是多数菌种是形成球形、不规则形或放射状的头部。这些特征仅仅在成熟的、产孢充分的培养基中显示出来，大部分菌种是在培养 1 周或更久时间才显现这些特征。另一个对鉴定有用的特征是出现粗糙的分生孢子梗。粗糙程度可以很轻，所以可能需要用高倍数倒置显微镜进行观察。

鉴定曲霉最困难的是有无梗基，梗基是在顶囊和产孢瓶梗之间的一层细胞。在盖玻片下压碎产孢结构头部致大部分头部结构受破坏后，检测剩余碎片就可以观察到梗基结构。

本章描述的曲霉是那些临床上更为常见的菌种。未在书中提及的菌种多为罕见病原菌，其中也有一些应归为污染菌；这些菌种中有一部分的命名见后面索引表中。如果一个分离株不能通过本章内容做出鉴定，应该参考其他专著。随着临床医学的发展，已有更多的菌种作为深部感染的重要病因被报道。

系统发育学研究已经把曲霉属分为亚属和组，而不是群，每一组由几个种构成。目前推荐使用"种复合体"（species complex）的名称来表示曲霉亚属中的每一个组。因为利用形态学特征可以很容易地把分离株鉴定到组的水平，而鉴定到组内的哪一个种需要分子生物学的方法，所以我们在本章使用"种复合体"的名称。

尽管本书没有描述作为实验室污染菌的多种青霉，但是以下关于主要形态学分类的描述（基于本属内分生孢子梗分枝的程度）可能还是有用的。在单轮生菌种中，茎部顶端有大量瓶梗，也就是说，只有一个分枝点。二轮生菌种有两个分枝点，并且分为两个群：一个指分枝很对称且瓶梗较长的群；另一个指分枝不对称且瓶梗较短的群。大规模的三轮生青霉属有三个分枝点的特点。个别菌种通过分生孢子梗和分生孢子的各种成分形状特征和大小进行区分鉴定。读者需参考全面介绍菌种形成的专业书籍。

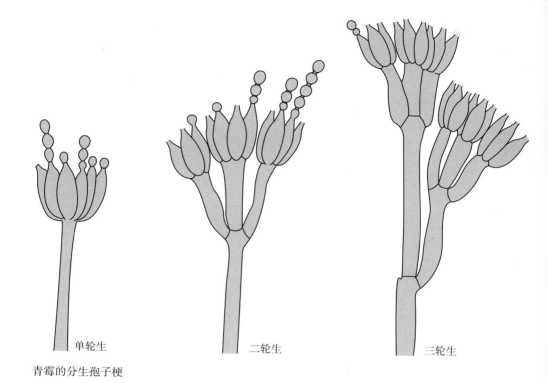

单轮生　　　二轮生　　　三轮生

青霉的分生孢子梗

　　尽管青霉属被分入 4 个不同形态的群，但分子生物学分析显示其中 3 个群是多系群，也就是说，来自不同起源的分离株属于同一个群。

　　属于危险度分级 3 级的致病菌马尔尼菲青霉［*Penicillium marneffei*，译者注：马尔尼菲青霉现国内已更名为马尔尼菲篮状菌（*Talaromyces marneffei*），本书描述马尔尼菲篮状菌是马尔尼菲青霉的有性期（见 153 页）。*Talaromyces* 由 "Talaros" 和 "myces" 组成："Talaros" 是希腊文 "篮子" 之意；"mykes" 是 "菌" 之意，变为新拉丁文后成 "myces"，意为 "真菌"。这类菌的子囊果的包被是由不同疏松程度的菌丝交织而成的，类似篮子，故 "*Talaromyces*" 应译成 "篮状菌" 而非 "蓝状菌"。为保持与原著的一致性，本书仍按原著翻译］是一种二轮生真菌，它产生红色弥漫型色素。但它不是青霉中具有上述特征的唯一物种。可疑分离菌株应该咨询专业实验室。

曲霉种复合体检索表

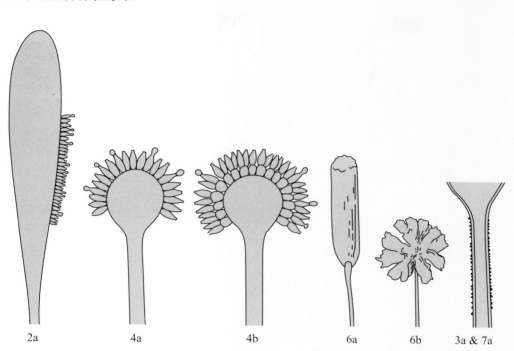

1a	菌落有一些绿色	2
1b	菌落没有绿色	7
2a	顶囊较长（>100 μm）	棒曲霉（未描述）
2b	顶囊圆形	3
3a	菌落均匀黄绿色，茎粗糙	黄曲霉
3b	菌落暗绿色，有时有黄色区，茎光滑	4
4a	无梗基	5
4b	有梗基	6
5a	瓶梗在较小扁平顶囊的上 2/3	烟曲霉
5b	瓶梗在大圆顶囊的整个表面	灰绿曲霉
6a	茎淡棕色，头部长时间培养后圆柱形	构巢曲霉
7a	茎粗糙，菌落橙褐色	赭曲霉（未描述）

7b	茎褐色或黄色	8
7c	茎无色	9
8a	菌落暗灰色到碳色	焦曲霉
8b	菌落黄色到浅黄色	黄柄曲霉（未描述）
9a	菌落黑色或暗褐色	黑曲霉
9b	菌落肉桂褐色至沙土色	土曲霉
9c	菌落白色或淡黄色	白曲霉

形成孢子链的其他真菌检索表

1a	菌落绿色	青霉（但是见 3b）
1b	菌落不是绿色	2
2a	分生孢子大而圆，有扁平痕	短尾帚霉
2b	分生孢子小而卵圆，痕细小	3
3a	菌落淡紫色	淡紫紫孢菌
3b	菌落浅黄绿色	多变拟青霉

黄曲霉复合体（*Aspergillus flavus* species complex）

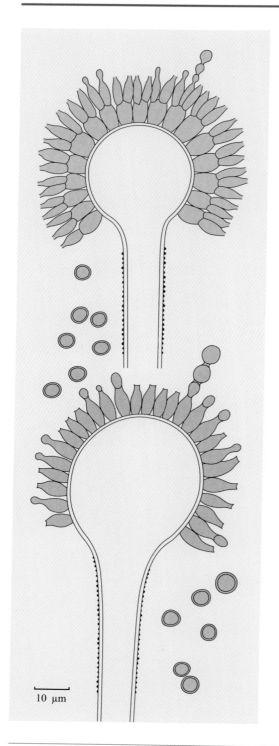

10 μm

菌落形态

30 ℃　葡萄糖蛋白胨琼脂培养基

直径	60 mm / 周
表面形态	平坦
质地	絮状至颗粒状
颜色	亮黄绿色，偶尔黄褐色
背面	乳白色

显微镜下特征

30 ℃

主要特征	囊状的分生孢子梗；大量相对较大的分生孢子
分生孢子梗	粗糙的茎；顶囊球形伴放射状或圆柱状产孢；在一些菌体头部，瓶梗直接从顶囊的整个表面长出，另一些则在梗基上长出
分生孢子	圆形至椭圆形的，3~6 μm；光滑或微粗糙的

鉴别诊断

菌落形态	赭曲霉（*Aspergillus ochraceus*）（未描述）、杂色曲霉（*A. versicolor*）
镜下特征	赭曲霉有粗糙的茎和大的头部，但分生孢子为黄褐色

有性期
黄石座菌属（*Petromyces flavus*）。

临床意义
这是一种免疫缺陷患者患侵袭性曲霉病的病因。在非免疫缺陷个体中它可以作为一种强变应原，亦可导致副鼻窦或其他部位局限感染。

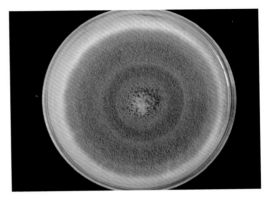

黄曲霉培养（正面）

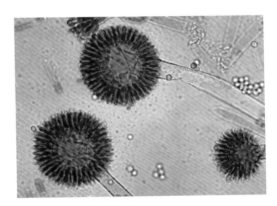

显微镜下黄曲霉粗糙的茎

烟曲霉复合体（*Aspergillus fumigatus* species complex）

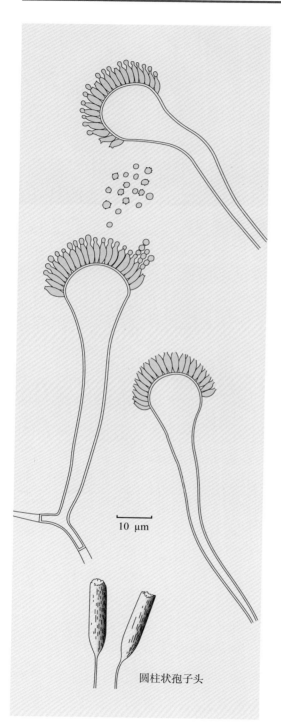

圆柱状孢子头

菌落形态

30 ℃　葡萄糖蛋白胨琼脂培养基

直径	50 mm / 周
表面形态	平坦，扩展
质地	粉末状至毛毡样
颜色	蓝绿色，常伴白色边缘
背面	乳白色

显微镜下特征

30 ℃

主要特征	囊状的分生孢子梗；大量的小分生孢子；孢子大多为圆柱状
分生孢子梗	短茎；顶囊珍珠形；无梗基；瓶梗稠密，顶端向上，仅位于顶囊的上 2/3；一些菌种有淡褐色的瓶梗
分生孢子	圆形，2.5~3.5 μm，稍粗糙

变种类型

白色型	产孢很少的菌落；大部分是絮状的；常形成异常的产孢细胞；其中一些最近被赋予种名［如迟缓曲霉（*Aspergillus lentulus*）］

鉴别诊断

菌落形态　　棒曲霉（*Aspergillus clavatus*）（未描述）、构巢曲霉（*A. nidulans*）、杂色曲霉、青霉属

镜下特征　　灰绿曲霉（*A. glaucus*），但后者在圆形顶囊的整个表面都有产孢细胞

有性期

烟色新萨托菌（*Neosartorya fumigate*）。

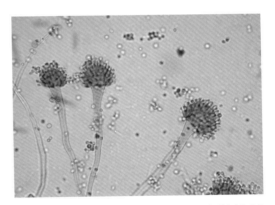

烟曲霉的培养（正面）

临床意义

是环境中常见的真菌和人类及动物曲霉病的主要病原菌。在免疫缺陷的个体，吸入孢子可以发生致命性的肺部或鼻窦侵袭性感染，且随后常播散到其他器官。在免疫正常的个体，它可引起局限性肺部、鼻窦或其他部位的感染。人类也可通过非感染的机制引发疾病：在特应性体质和非特应性体质的个体中吸入孢子可加重过敏症状。

烟曲霉在显微镜下显示在顶囊的上 2/3 有单层瓶梗

灰绿曲霉（*Aspergillus glaucus*）

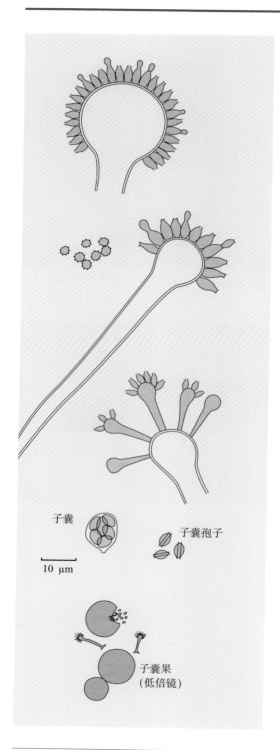

子囊

子囊孢子

10 μm

子囊果
（低倍镜）

菌落形态

30 ℃　葡萄糖蛋白胨琼脂培养基

直径	20 mm / 周
表面形态	平坦
质地	粉末状至浓密的絮状
颜色	淡蓝绿色逐渐变为褐绿色；常出现黄色子囊果
背面	乳白色

显微镜下特征

30 ℃

主要特征	囊状的分生孢子梗；大量的小分生孢子；常出现子囊果
分生孢子梗	茎宽而薄壁；顶囊分布从棒状至圆形；无梗基；瓶梗通常覆盖顶囊整个表面；许多菌种有异常头部，从顶囊生出次级分生孢子梗
分生孢子	圆形到卵圆形，4~8 μm，通常稍粗糙
子囊果	无色素，圆形，80~250 μm（根据有性期，见后）

鉴别诊断

菌落形态　　构巢曲霉、杂色曲霉、烟
　　　　　　　曲霉、青霉属

镜下特征　　烟曲霉

有性期

灰绿曲霉包含一些相似的菌种，通过它
们有性期的特征加以区别。它们属于曲
霉菌属。

临床意义

这种微生物在环境中常见，但罕见感染
人类。

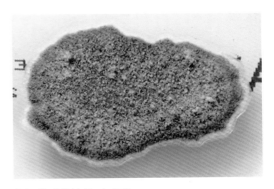

灰绿曲霉的培养（正面）

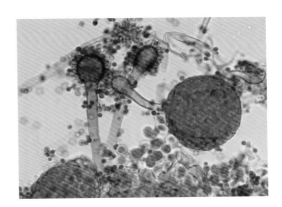

灰绿曲霉显微镜下见分生孢子梗和子囊果

构巢曲霉复合体（*Aspergillus nidulans* species complex）

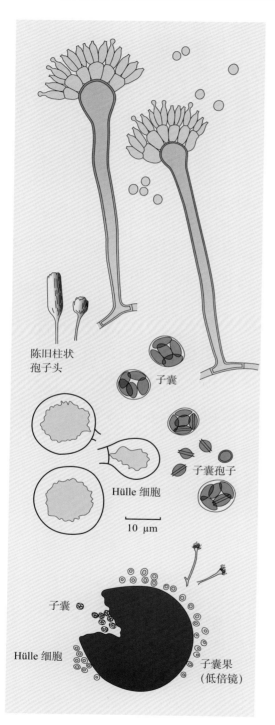

陈旧柱状
孢子头

子囊

Hülle 细胞

10 μm

子囊

Hülle 细胞

子囊果
（低倍镜）

子囊孢子

菌落形态

30 ℃　葡萄糖蛋白胨琼脂培养基

直径	30 mm / 周
表面形态	平坦
质地	天鹅绒样至粉末状
颜色	暗绿色，发展出黄色斑片
背面	深红至紫色

显微镜下特征

30 ℃

主要特征	小的囊状分生孢子梗；大而圆的子囊果伴红色内容物；丰富的无色 Hülle 细胞
分生孢子梗	光滑的褐色茎，有明显的足细胞；半球形顶囊的上半部有梗基和瓶梗；闭囊壳在 Hülle 细胞的黄色斑片内；红色或紫色子囊果，5 μm×4 μm，有两条赤道脊饰
分生孢子	圆形到卵圆形，3~3.5 μm，光滑

鉴别诊断

菌落形态　　烟曲霉、灰绿曲霉、杂色曲霉、青霉属

镜下特征　　杂色曲霉，但是产孢细胞分布于顶囊的这个表面，并且茎是无色或者浅黄色的

有性期

构巢裸胞壳（*Emericella nidulans*）。

临床意义

它是浅色颗粒足菌肿（pale grain mycetoma）的病原体，极少数情况是免疫缺陷个体侵袭性感染的病原体。

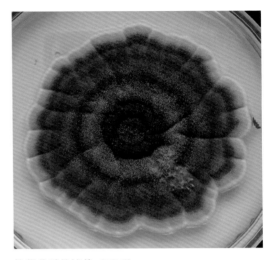

构巢曲霉的培养（正面）

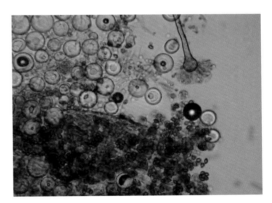

显微镜下构巢曲霉的分生孢子梗和子囊果及大量 Hülle 细胞

杂色曲霉复合体（*Aspergillus versicolor* species complex）

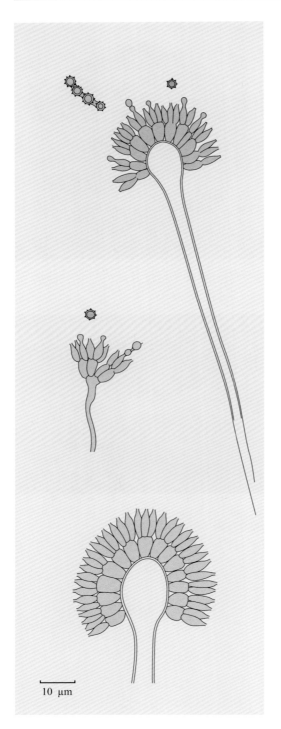

菌落形态

30 ℃　葡萄糖蛋白胨琼脂培养基

直径　　　　20 mm / 周

表面形态　　平坦

质地　　　　颗粒状、絮状或天鹅绒样

颜色　　　　绿色、黄色、浅褐色和粉
　　　　　　色，不同菌落差异很大

背面　　　　淡黄色至红色

显微镜下特征

30 ℃

主要特征　　囊状分生孢子梗和放射状
　　　　　　头部

分生孢子梗　茎光滑无色；圆形至卵圆
　　　　　　形顶囊的整个表面长有梗
　　　　　　基和瓶梗；可出现缩小的
　　　　　　青霉样头部，有时产生
　　　　　　Hülle 细胞

分生孢子　　圆形，2.5~3.0 μm，轻微
　　　　　　粗糙

鉴别诊断

菌落形态　　构巢曲霉、青霉属

镜下特征　　构巢曲霉、青霉属

10 μm

有性期

未知。

临床意义

这是一种人类真菌病的罕见病原体，特别是甲感染。

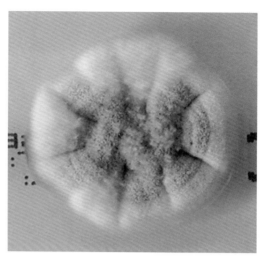

杂色曲霉的培养（正面）显示不同颜色，因而得名

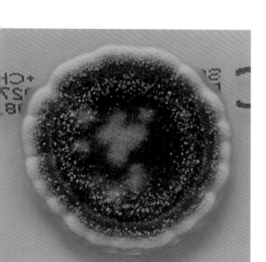

杂色曲霉的培养（正面）

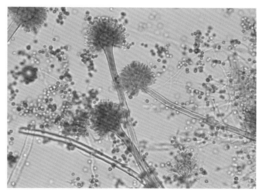

杂色曲霉的汤匙样顶囊

焦曲霉复合体（*Aspergillus ustus* species complex）

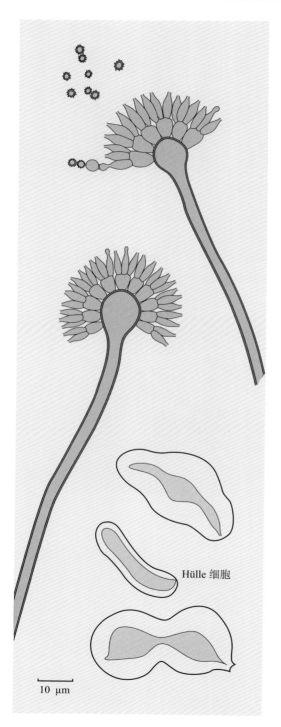

Hülle 细胞

10 μm

菌落形态

30 ℃　葡萄糖蛋白胨琼脂培养基

直径	30 mm / 周
表面形态	平坦
质地	絮状
颜色	褐黄色变为紫灰色至灰色
背面	黄色、微红色或紫色

显微镜下特征

30 ℃

主要特征	淡褐色囊状分生孢子梗；黑色粗糙的分生孢子；一些菌株有大而卵圆形的 Hülle 细胞
分生孢子梗	浅棕色的短茎从突起的足细胞上生出；圆形顶囊的上 2/3 长有梗基和瓶梗；卵圆形或不规则形的 Hülle 细胞常弯曲或扭曲，可以很丰富
分生孢子	暗褐色，圆形，3~3.5 μm，粗糙

鉴别诊断

菌落形态　　尖端赛多孢（*Scedosporium apiospermum*）

镜下特征　　构巢曲霉、杂色曲霉

有性期

未知。

临床意义

它是人类真菌病的罕见病原体。

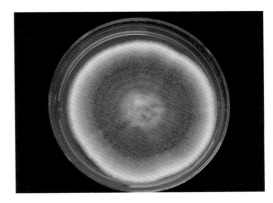

焦曲霉的培养（正面）

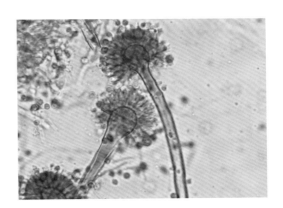

焦曲霉的黑色分生孢子梗

黑曲霉复合体（*Aspergillus niger* species complex）

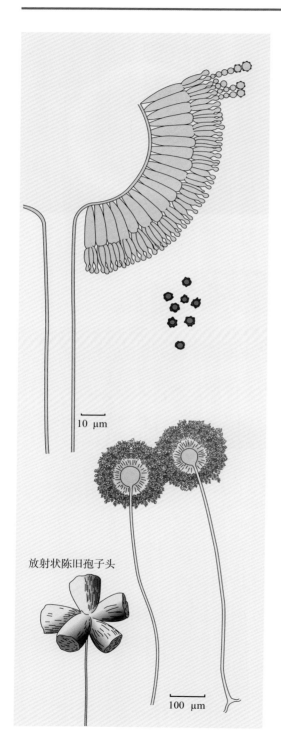

放射状陈旧孢子头

菌落形态

30 ℃　葡萄糖蛋白胨琼脂培养基

直径	60 mm / 周
表面形态	平坦，常有放射状皱褶
质地	颗粒状
颜色	白色到黄色的菌丝，逐渐形成黑色或紫黑色孢子头覆盖物
背面	奶油色

显微镜下特征

30 ℃

主要特征	大的黑色产孢头部，黑色分生孢子
分生孢子梗	茎厚壁光滑无色；大而圆的顶囊整个表面长有梗基和瓶梗
分生孢子	圆形至卵圆形，2.5~10.0 μm，粗糙

鉴别诊断

菌落形态	焦曲霉
镜下特征	亮白曲霉（*A. candidus*）有结构相似的头部，但分生孢子是白色的，赭曲霉（*A. ochraceus*）（未描述）产生相似的头部，但茎粗糙且分生孢子浅褐色

有性期

未知。

临床意义

这是非免疫缺陷个体耳真菌病最常见的病原菌，偶尔引起免疫缺陷个体的深部感染。

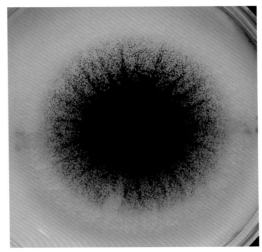

黑曲霉的培养（正面）显示菌落边缘不太紧密的产孢

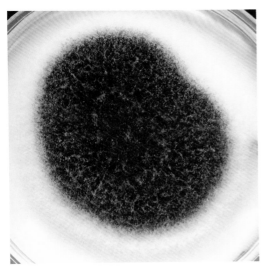

黑曲霉的培养（正面）

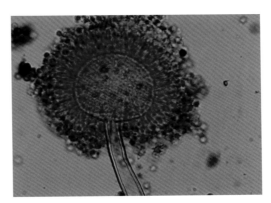

镜下见黑曲霉顶囊整个表面产孢

土曲霉复合体（*Aspergillus terreus* species complex）

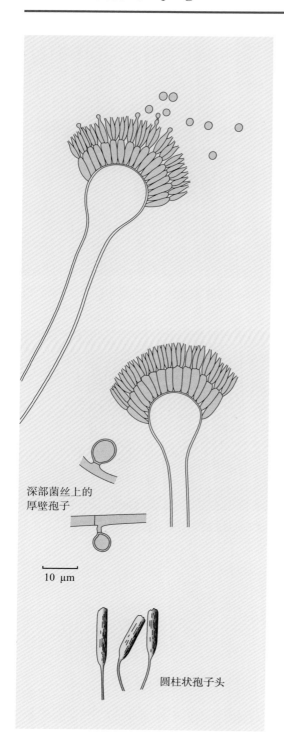

深部菌丝上的
厚壁孢子

10 μm

圆柱状孢子头

菌落形态

30 ℃　葡萄糖蛋白胨琼脂培养基

直径	40 mm / 周
表面形态	平坦
质地	颗粒状到天鹅绒样
颜色	肉桂褐色
背面	黄色到淡褐色

显微镜下特征

30 ℃

主要特征	淡褐色圆柱形产孢头部；囊状分生孢子梗及特征性的扇形头部
分生孢子梗	茎光滑无色；圆顶形顶囊的上 2/3 长有圆柱形的梗基和瓶梗；卵圆形透明厚壁孢子可产生于培养基内营养菌丝两侧
分生孢子	圆形，直径 2 μm，光滑

鉴别诊断

菌落形态　　短帚霉、多变拟青霉、嗜热毁丝霉

镜下特征　　其他有梗基的曲霉，但产孢头部的圆柱状外观和小分生孢子有助于把它和其他曲霉区别开

有性期

未知。

临床意义

这是非免疫缺陷个体甲真菌病和耳真菌病的一种病原体，也是免疫缺陷个体侵袭性曲霉病的病原体，且因对两性霉素B耐药而受到关注。

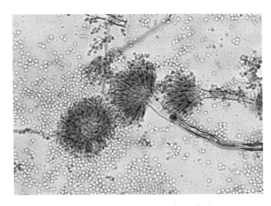

土曲霉易碎的头部在顶囊上 2/3 大量产孢

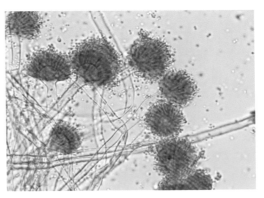

土曲霉扇形的头部生有梗基和瓶梗

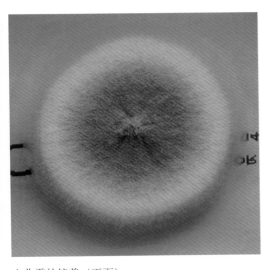

土曲霉的培养（正面）

亮白曲霉复合体（*Aspergillus candidus* species complex）

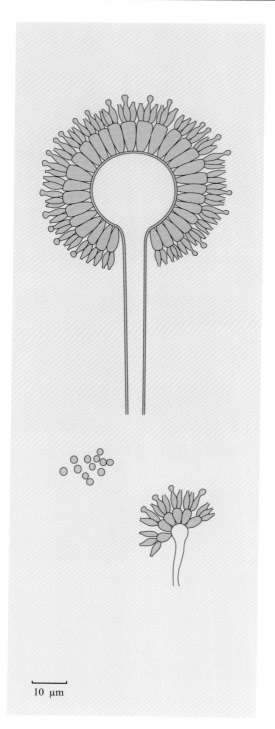

10 μm

菌落形态

30 ℃　葡萄糖蛋白胨琼脂培养基

直径	20 mm / 周
表面形态	平坦到圆顶的
质地	颗粒状至絮状
颜色	白色至淡黄色
背面	淡黄色

显微镜下特征

30 ℃

主要特征	大的白色囊状分生孢子梗，与少或无囊状的头部混在一起
分生孢子梗	较大的头部有大的圆形顶囊，梗基和瓶梗覆盖整个表面，有时仅在上 1/3；较小的头部可能缺乏顶囊并类似青霉的分生孢子梗
分生孢子	圆形至卵圆形，无色，2.5~3.5 μm，光滑

鉴别诊断

菌落形态　　土生毛癣菌，一些其他絮
状皮肤癣菌

镜下特征　　黑曲霉和赭曲霉。尽管亮
白曲霉的无色分生孢子可
以将它和其他菌种区别开

有性期

未知。

临床意义

它是甲真菌病和耳真菌病的一种罕见病
原体。

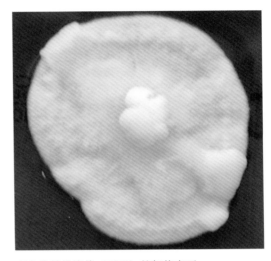

亮白曲霉的培养（正面）的絮状表面

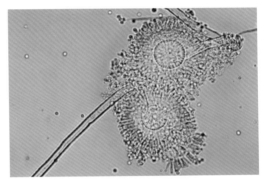

镜下亮白曲霉的头部生有梗基和瓶梗，在顶囊整个
表面大量产孢

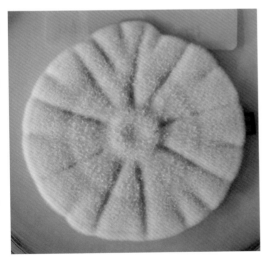

亮白曲霉的培养（正面）显示颗粒状皱褶的表面

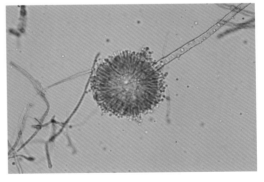

镜下亮白曲霉完整的产孢头及梗基和瓶梗，顶囊的
整个表面大量产孢

马尔尼菲青霉（*Penicillium marneffei*）

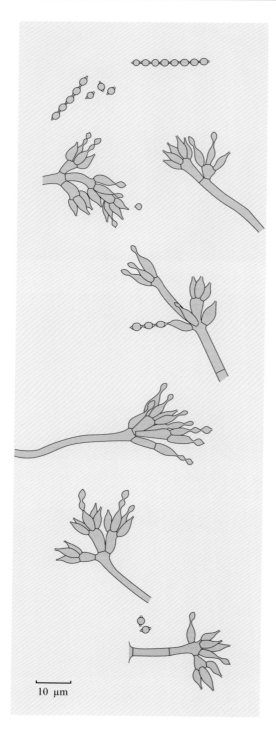

10 μm

危险度分级 **3** 级病原体

菌落形态

30 ℃　葡萄糖蛋白胨琼脂培养基

直径	20 mm / 周
表面形态	平坦至皱缩的
质地	光滑的或毛毡样
颜色	淡绿色至灰绿色，有粉色区域
背面	红色，有弥漫的黑色

37 ℃

表面形态	酵母样菌落
质地	光滑的
颜色	奶油色至浅褐色
背面	奶油色

显微镜下特征

30 ℃

主要特征	短的伸展的分生孢子梗；小的柠檬形的分生孢子
分生孢子梗	短茎之上小的头部，有 3~5 个分叉梗基（顶端宽度超过基底），每个都产生很多尖端变细的卵圆形瓶梗
分生孢子	光滑椭圆形，2.5~4 μm × 2~3 μm，形成长分枝链，孢子之间明显的孢间连体

37 ℃

主要特征   不规则菌丝片段和圆柱形
               节孢子

鉴别诊断

菌落形态

−30 ℃   其他青霉属、曲霉属

−37 ℃   毛孢子菌属、皮炎芽生菌

镜下特征

−30 ℃   其他青霉属

−37 ℃   毛孢子菌属

有性期

马尔尼菲篮状菌（*Talaromyces marneffei*）。

临床意义

马尔尼菲青霉在地理分布上有一定局限
性，是东亚和东南亚的地方病，在这里
它是 HIV 患者最常发生的机会性感染之
一。世界各地都有输入型病例的报道，
发生于曾在疫区居住或访问过的人。
这种温度双相真菌的感染途径是吸入性
的，广泛的播散性病变是最常见的临床
表现。如不治疗，感染的致死率很高。
这种真菌对实验室操作活菌培养的工作
人员是一种严重的威胁。

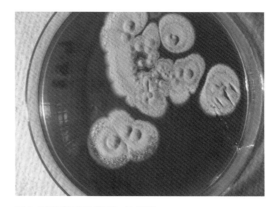

马尔尼菲青霉的培养（正面）

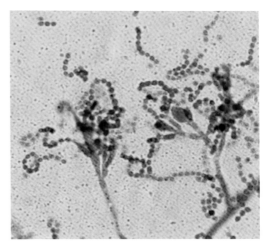

马尔尼菲青霉的头部，镜下可见分叉的梗基和链状
孢子带有明显的胞间连体区

短帚霉（*Scopulariopsis brevicaulis*）

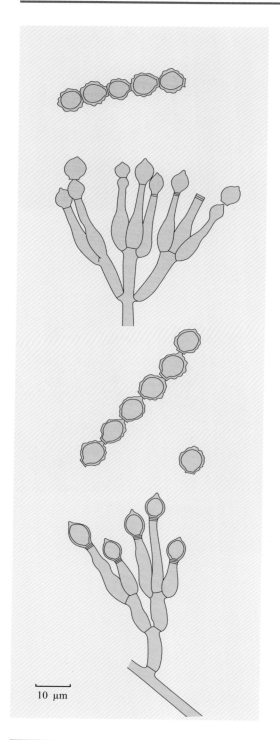

10 μm

菌落形态

30 ℃　葡萄糖蛋白胨琼脂培养基

直径	50 mm / 周
表面形态	平坦
质地	光滑，天鹅绒样至厚颗粒状，变为疏松絮状
颜色	苍白色至浓的沙土褐色
背面	浅褐色

显微镜下特征

30 ℃

主要特征	大而圆的粗糙分生孢子，青霉样分生孢子梗
分生孢子梗	短而分枝的头部，末端是宽颈的瓶梗样细胞，在较陈旧的培养中可见环痕
分生孢子	柠檬形，6~7 μm 长，有明显的扁平基底；粗糙

鉴别诊断

菌落形态	土曲霉、嗜热毁丝霉属
镜下特征	其他帚霉属，但后者有大部分为白色或暗灰色的菌落；青霉属、红曲霉

有性期

短尾小囊菌属（*Microascus brevicaulis*）。

临床意义

它是非免疫缺陷个体甲真菌病明确的病原体。在中性粒细胞缺乏个体和器官移植受体者中，这种霉菌可以引起软组织、肺部局限的侵袭性感染甚至播散性感染。在免疫缺陷者患病趾甲邻近的皮肤损害已经被证实是之后发生的播散性感染来源。

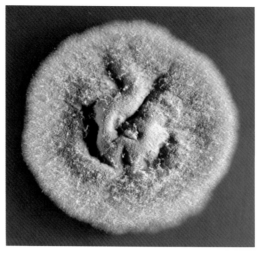

短尾帚霉培养（正面）的絮状至天鹅绒样表面

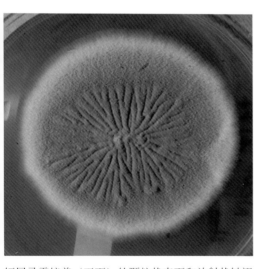

短尾帚霉培养（正面）的颗粒状表面和放射状皱褶

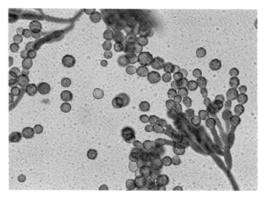

短尾帚霉镜下显示粗糙的分生孢子和环痕梗顶端的一些圆环（环痕）

淡紫紫孢菌（*Purpureocillium lilacinum*）（旧称淡紫拟青霉）

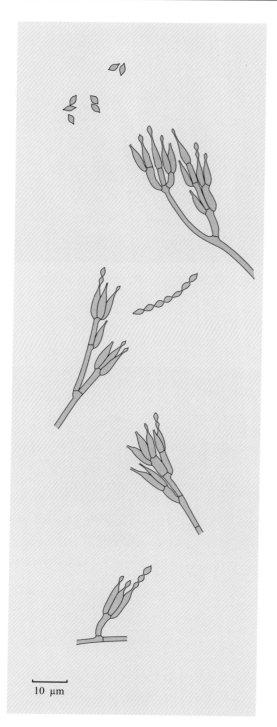

10 μm

菌落形态

30 ℃　　葡萄糖蛋白胨琼脂培养基

直径	30 mm / 周
表面形态	平坦至圆顶的
质地	致密的絮状
颜色	白色，变为淡紫色
背面	浅紫或深紫

显微镜下特征

30 ℃

主要特征	成链的小分生孢子；青霉样分生孢子梗
分生孢子梗	茎有时粗糙；不规则分枝的头部末端是逐渐变细的长瓶梗；一些单个瓶梗沿菌丝两侧产生
分生孢子	椭圆形，2.5~3 μm × 2 μm，光滑

鉴别诊断

菌落形态	镰刀菌属、红曲霉
镜下特征	其他拟青霉属、青霉属

有性期

未知。

临床意义

已有报道本菌引起免疫缺陷个体的局限侵袭性感染，例如鼻窦炎和心内膜炎。播散性感染也已可发生在免疫缺陷个体。淡紫紫孢菌已有在外科患者因疏忽使用被污染的冲洗液后引发暴发性眼内炎的报道。

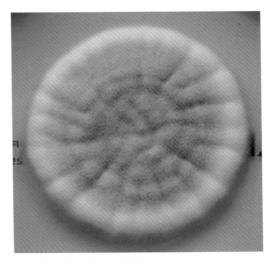

淡紫紫孢菌的培养（正面）

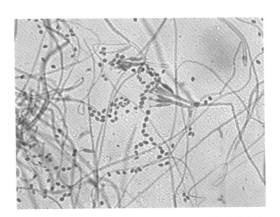

镜下淡紫紫孢菌的逐渐变细的长瓶梗和椭圆形小分生孢子链

多变拟青霉 (*Paecilomyces variotii*)

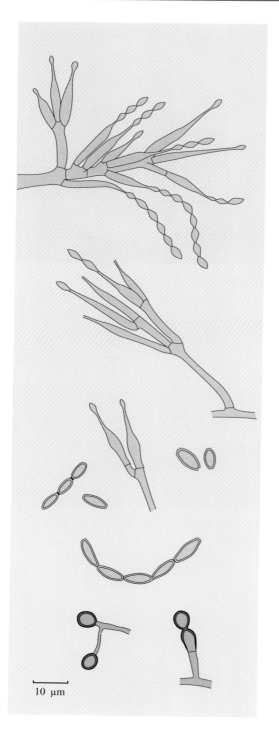

菌落形态

30 ℃　葡萄糖蛋白胨琼脂培养基

直径	50 mm / 周
表面形态	平坦
质地	颗粒状至疏松的絮状
颜色	橄榄褐色
背面	浅黄色

显微镜下特征

30 ℃

主要特征	椭圆形大分生孢子形成长链；青霉样分生孢子梗
分生孢子梗	不规则分枝的头部末端是逐渐变细的长瓶梗；一些单个瓶梗沿菌丝两侧产生
分生孢子	椭圆形，5~7 μm × 2.5~3 μm；光滑

变种类型

暗棕色型	菌落暗褐色，因产生大量暗色厚壁孢子

鉴别诊断

菌落形态　　土曲霉、短帚霉

－暗棕色型　链格孢属、瓶霉属、其他
　　　　　　暗色真菌

镜下特征　　其他拟青霉、青霉属

有性期

未知。

临床意义

已有报道本菌引起免疫缺陷个体的局限
侵袭性感染，例如鼻窦炎和心内膜炎。
它是免疫缺陷个体深部感染的罕见病
原菌。

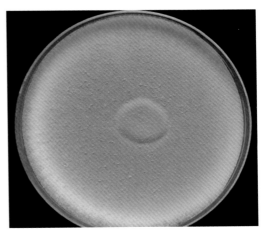

多变拟青霉的培养（正面）

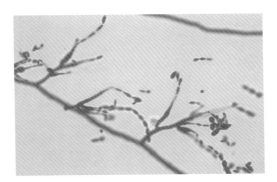

镜下多变拟青霉逐渐变细的长瓶梗和成链的椭圆形
分生孢子

7 内壁芽生式分生孢子黏附呈湿团块的霉菌（Moulds with Enteroblastic Conidia Adhering in Wet Masses）

引言

本章所述的霉菌与第 6 章的类似，它们均从瓶梗或环痕细胞产生内壁芽生型孢子，不同之处在于本章霉菌产生的孢子依靠水媒传播，而不是依靠空气传播。这些孢子被湿黏液包裹，大量地附着在产孢细胞的顶端。在解剖显微镜下很容易看到这个特征，黏液分布在湿润准备液中，孢子在封固液里漂浮。支撑孢子的结构十分细微，最好使用油镜在固体培养基上进行观察。

以下描述包括形成白色、粉色或者红色菌落的各种霉菌。其中培养时能产生多细胞大分生孢子的霉菌可鉴定为镰刀菌属或柱孢属。然而，很多镰刀菌属分离株产生大分生孢子较晚，或者在普通培养基上产生孢子的数量较少，并且一些真菌出现大量类似于枝顶孢属的大分生孢子。通常，枝顶孢属的瓶梗狭窄、顶端变细，且较镰刀菌属更直，常产生大量菌丝。此外，镰刀菌属的分生孢子为卵圆形或肾形，且较枝顶孢属的类圆柱形分生孢子更大。能形成松散的分生孢子链是大部分镰刀菌属真菌的特征，但只有在缺乏营养的培养基上生长才能看到这个特征。例如，在葡萄糖蛋白陈琼脂培养基上，层生镰刀菌的分生孢子形成与其他真菌相似的球形团块，且罕见孢子链。另一个用于鉴别某些镰刀菌属真菌的特征是多瓶梗（polyphialide），有些镰刀菌具有多个产孢位点的瓶梗细胞。

镰刀菌属是包含不同有性属的变形菌属，包括赤霉菌（*Gibberella*）和新赤壳属（*Neocosmospora*），属于子囊菌门、肉座目、肉座菌科。系统发育学研究揭示，曾被认为是镰刀属的菌种由多种亲缘关系相近的菌种组成。现在提出的专有名词"种复合体"可以用来描述这些系统发生相近的菌种群。与人类感染最重要的两个种复合体是茄病镰刀菌和尖孢镰刀菌（*F. oxysporum*）。茄病镰刀菌种复合体包含 45 种以上系统发育独特的菌种，包括苔藓镰刀菌（*Fusarium lichenicola*）[旧称苔藓柱孢（*Cylindrocarpon lichenicola*）]。其他种复合体包括单隔镰刀菌（*F. dimerum*）、层生镰刀菌（*F. proliferatum*）和轮枝样镰刀菌（*F. verticillioides*），都属于藤仓镰刀菌（*F.*

Identification of Pathogenic Fungi, Second Edition. Colin K. Campbell, Elizabeth M. Johnson, and David W. Warnock.
© 2013 Health Protection Agency. Published 2013 by Blackwell Publishing Ltd.

fujikuroi）［赤霉（*Gibberella*）］复合体。此处所描述的种复合体都是和临床最相关的种类，但是其他菌种有时亦可作为污染菌甚至病原菌被发现。

烧瓶状霉属（*Lecythophora*）和单孢瓶霉属（*Phialemonium*）是从枝顶孢属（*Acremonium*）中分出来以囊括所谓的隐瓶梗（adelophialides），其瓶梗是从菌丝细胞侧面生长出来。与典型的瓶梗结构不同，这些瓶梗没有通过隔膜与菌丝细胞分隔。

赛多孢属（*Scedosprium*）产孢细胞的环痕特征不容易被鉴定，因为细胞顶端短暂存在的环痕斑很容易被忽视。潮湿环境下，细胞顶端通常形成单个孢子，但是在黏滑环境下细胞顶端可连续产生孢子。该属真菌所产生的分生孢子大小相当，且与许多其他属真菌（拟青霉属、烧瓶状霉属和镰状枝顶孢）的厚壁孢子相似，需要仔细观察它们发育情况才能避免鉴定失误。

迄今为止，人们仅认识到两种赛多孢属变种：尖端赛多孢［子囊菌属波氏假阿利什霉（*Pseudallescheria boydii*）的无性型］和多育赛多孢。基于分子分析，尖端赛多孢和波氏假阿利什霉目前被认为是两个完全不同的菌种：尖端赛多孢（*S. apiospermum*）［有性型或有性期，尖端假阿利什霉（*Pseudallescheria apiosperma*）］和波氏赛多孢（*S. boydii*）［有性型，波氏假阿利什霉（*P. boydii*）］。此外，几个之前被认为是尖端赛多孢的临床菌株最近也被描述为新的系统发生相近的菌种，包括橘黄赛多孢（*Scedosporium aurantiacum*）和德胡姬赛多孢（*Scedosporium dehoogii*）。这些霉菌都属于子囊菌门小囊菌目。

接下来的描述包括一系列黑色或暗橄榄褐色的着色真菌，其中大多数真菌有多种生长形式，且同一株分离菌通常产生有孢子、酵母型细胞和假菌丝细胞链的菌丝。这些物种通常被称为"黑酵母"。瓶霉属（*Phialophora*）真菌的孢子从有囊领（collarettes）的瓶梗上产生。外瓶霉属（*Exophiala*）真菌的孢子从有不规则狭窄的钩状尖端的环痕上产生。两种形式的产孢细胞是同一基本过程的变体，而外瓶霉属真菌能偶尔产生成熟形式的囊领。此外，疣状瓶霉的部分分离株能产生全壁芽生型分生孢子（着色芽生菌型）、内壁芽生型孢子，这些结构有时甚至会出现在同一根菌丝上。

白色、灰色、粉色或红色霉菌菌落检索表

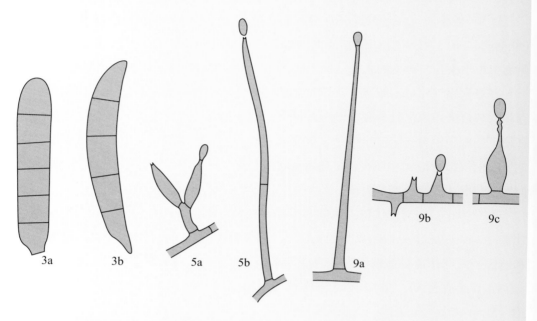

1a	陈旧菌落保持白色或粉色，无褐色色素	2
1b	陈旧菌落形成暗色色素	8
2a	出现多细胞大分生孢子；无单细胞小分生孢子	3
2b	出现小分生孢子，有或无大分生孢子	5
3a	直的大分生孢子，末端圆形	苔藓镰刀菌
3b	直的大分生孢子，末端点状	4
4a	多为双细胞大分生孢子	单隔镰刀菌
4b	复瓶梗上的大分生孢子	半裸镰刀菌
5a	短瓶梗上的小分生孢子	6
5b	长瓶梗上的小分生孢子	7
6a	延长的小分生孢子；部分形成链状	层生镰刀菌或轮枝样镰刀菌（未描述）
6b	小分生孢子椭圆近肾形；不形成链	尖孢镰刀菌

7a	分生孢子宽度多大于 2 μm	茄病镰刀菌
7b	分生孢子宽度小于 2 μm	局限枝顶孢
8a	菌落大多光滑，至少边缘光滑	9
8b	菌落多为羊毛状	10
9a	长的尖端变细的瓶梗	镰状枝顶孢或寄生褐枝顶孢霉
9b	瓶梗退化成菌丝细胞上形成的短突起	突变烧瓶状霉
9c	短缩窄环，基底肿胀	多育赛多孢
10a	分生孢子较大，长 6~12 μm	尖端赛多孢
10b	分生孢子较小，长 3~7 μm	寄生褐枝顶孢霉

褐色或黑色菌落霉菌检索表

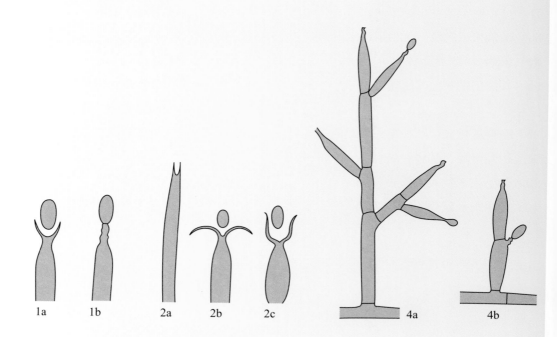

1a	产孢细胞有明显的囊领	2
1b	产孢细胞没有囊领	3
2a	微小的囊领，圆柱形	寄生褐枝顶孢霉
2b	囊领外展或折叠	烂木瓶霉
2c	囊领呈杯状或漏斗状	疣状瓶霉
3a	双细胞酵母样聚集，环痕钉（*annellidic pegs*）大	威尼克外瓶霉
3b	双细胞酵母相缺失，环痕钉小	4
4a	被厚壁分隔的分枝的产孢细胞	棘状外瓶霉
4b	分生孢子从菌丝侧面或单一分枝上产生	5

4c 分生孢子从有肿胀基底的短缩窄环上产生   多育赛多孢

5a 部分分生孢子没有明显的环痕钉；硝酸盐试验阴性；   皮炎外瓶霉

    在 40 ℃能生长

5b 环痕的钉状结构可见；硝酸盐试验阳性；在 40 ℃不能生长 甄氏外瓶霉

苔藓镰刀菌（*Fusarium lichenicola*）

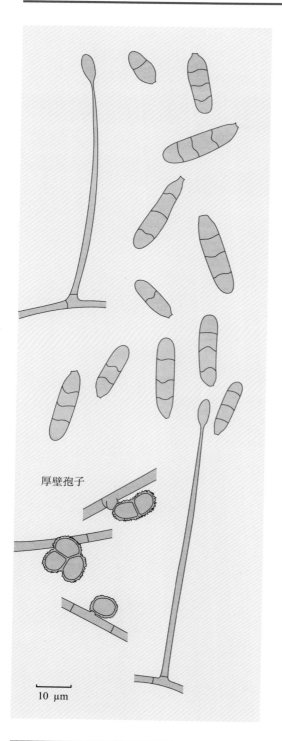

厚壁孢子

10 μm

菌落形态

30 ℃　葡萄糖蛋白胨琼脂培养基

直径	50 mm / 周
表面形态	平坦
质地	绒毛状至羊毛状
颜色	浅褐色至紫红色
背面	暗褐色

显微镜下特征

30 ℃

主要特征	大量圆柱形的分生孢子；在陈旧培养基上，大量圆形的厚壁孢子逐个形成链状或聚集成簇
分生孢子梗	长而逐渐变细的瓶梗通常形成于单根或分枝的分生孢子梗
分生孢子	透明、圆柱形，大小 18~40 μm × 5~7 μm；有时轻微弯曲，形成 3~5 个隔，顶端圆而基底短

鉴别诊断

菌落形态　　其他镰刀菌属、柱孢属
　　　　　　（*Cylindrocarpon* spp.）（未
　　　　　　描述）

镜下特征　　柱孢属，其他镰刀菌属，
　　　　　　而其他镰刀菌属真菌的大
　　　　　　分生孢子弯曲、尖端逐渐
　　　　　　变细，且有明显的足细胞

有性期

未知。

临床意义

人类感染的罕见致病菌。苔藓镰刀菌分
离株的体外试验有时对两性霉素 B 耐药，
对泊沙康唑和伏立康唑中度敏感。

单隔镰刀菌复合体（*Fusarium dimerum* species complex）

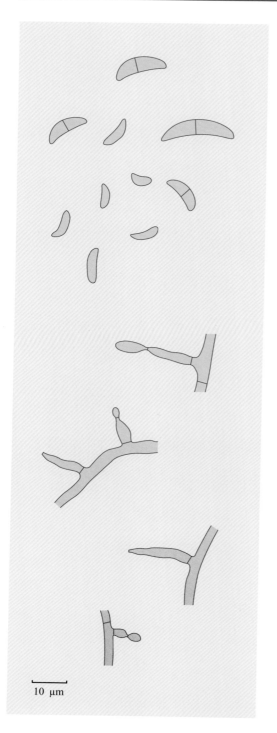

10 μm

菌落形态

30 ℃　葡萄糖蛋白胨琼脂培养基

直径	30 mm / 周
表面形态	平坦
质地	湿润，有时羊毛状
颜色	橙色至杏黄色，气生菌丝白色
背面	浅橙色

显微镜下特征

30 ℃

主要特征	新月形，双细胞的大分生孢子产生于短瓶梗；圆形的厚壁孢子可以单一出现或形成短链
分生孢子梗	短而逐渐变细的瓶梗单一或成对产生
小分生孢子	缺失，但可能存在不成熟的（单细胞）大分生孢子
大分生孢子	新月形，大小 5~25 μm × 1.5~4.2 μm；一端尖锐，形成 1~3 个隔

鉴别诊断

菌落形态　　枝顶孢属（*Acremonium* spp.）

镜下特征　　其他镰刀菌属

有性期

未知。

临床意义

可导致角膜感染，是免疫功能不全者深部感染的罕见致病菌。单隔镰刀菌分离株的体外试验有时对两性霉素 B 耐药，对泊沙康唑和伏立康唑中度敏感。

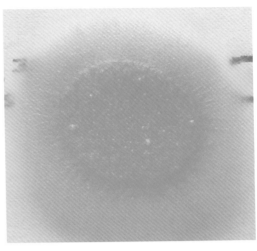

单隔镰刀菌，培养（正面）

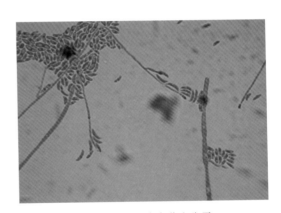

单隔镰刀菌，镜下示双细胞大分生孢子

半裸镰刀菌（*Fusarium semitectum*）

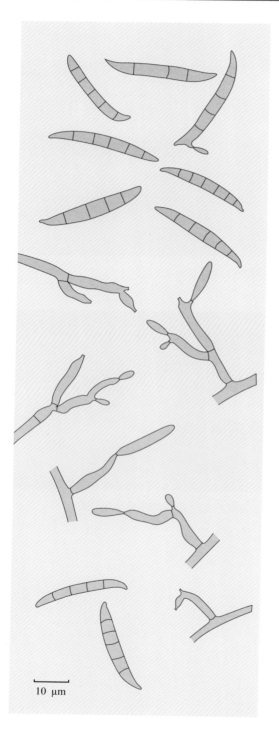

10 μm

菌落形态

30 ℃　葡萄糖蛋白胨琼脂培养基

直径	60 mm／周
表面形态	平坦
质地	羊毛状
颜色	白色至淡杏色
背面	桃色至褐色

显微镜下特征

30 ℃

主要特征	复瓶梗（polyphialides）产生大量分生孢子；大、小分生孢子之间没有明确界限
分生孢子梗	短的、圆柱状瓶梗从短枝的分生孢子梗上产生；早期顶端有 1 个囊领，逐渐发展成有多个囊领的复瓶梗
小分生孢子	缺如，可见稍小的 17~28 μm × 2.5~4 μm 的大分生孢子，带有 2 个以上分隔
大分生孢子	直或稍弯，大小 22~40 μm × 3~4.5 μm，有 3~5 个隔膜；呈楔形足细胞

鉴别诊断

菌落形态	其他镰刀菌属
镜下特征	其他镰刀菌属

有性期

未知。

临床意义

人类感染的罕见致病菌。半裸镰刀菌分离株的体外试验有时对两性霉素 B 耐药，对泊沙康唑和伏立康唑中度敏感。

层生镰刀菌（*Fusarium proliferatum*）

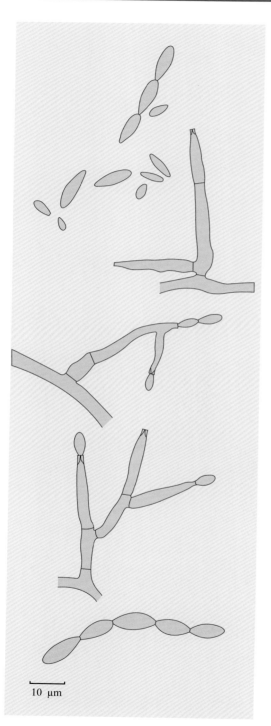

10 μm

菌落形态

30 ℃　　葡萄糖蛋白胨琼脂培养基

直径	40 mm / 周
表面形态	平坦
质地	羊毛状
颜色	白色至桃红色或橙红色，逐渐变成带有紫色
背面	淡黄色

显微镜下特征

30 ℃

主要特征	大量椭圆形至棒状的小分生孢子，有时形成链状；可存在大分生孢子
分生孢子梗	短，锥状瓶梗，囊领不明显；常见多个囊领的复瓶梗，可单独存在或在分枝上
小分生孢子	椭圆形至棒状，大小 7~10 μm×2.5~3.2 μm，在某些培养基上呈链状生长（包括玉米粉琼脂培养基）
大分生孢子	3~7 个隔膜，大小 31~58 μm×2.7~3.6 μm；末端可稍弯

鉴别诊断

菌落形态　　其他镰刀菌属、枝顶孢属

镜下特征　　串珠镰刀菌（未描述）；其他镰刀菌属，但是这些菌很少形成小分生孢子链；拟青霉属

有性期

未知。

临床意义

可导致非免疫缺陷人群的角膜感染，是导致免疫缺陷人群致死性深部感染的罕见致病菌。层生镰刀菌分离株的体外试验有时对两性霉素 B 耐药，对泊沙康唑和伏立康唑中度敏感。

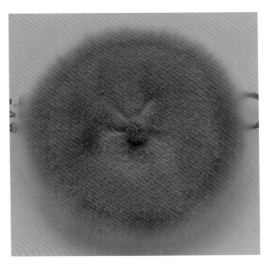

层生镰刀菌，菌落（正面）示橙红色

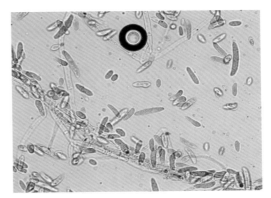

层生镰刀菌，镜下所见

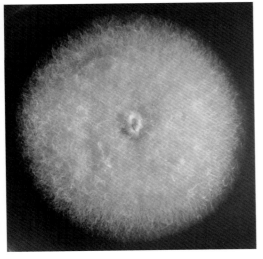

层生镰刀菌，菌落（正面）示白色至淡桃红色，絮状表面

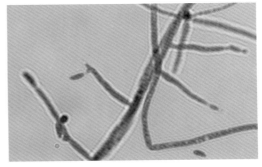

层生镰刀菌，镜下示一个分枝的复瓶梗

尖孢镰刀菌复合体（*Fusarium oxysporum* species complex）

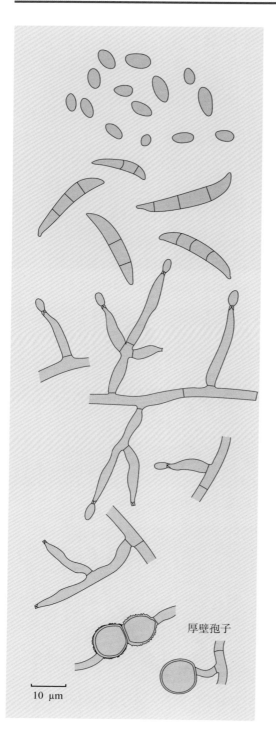

厚壁孢子

10 μm

菌落形态

30 ℃　葡萄糖蛋白胨琼脂培养基

直径	50 mm / 周
表面形态	平坦
质地	絮状逐渐变成毛毯状
颜色	白色至淡杏黄色，常带少许淡紫色
背面	紫色

显微镜下特征

30 ℃

主要特征	大量、小的、卵圆形小分生孢子，混杂着少量新月形的大分生孢子；可单个或成对出现大的、圆形厚壁孢子
分生孢子梗	短锥状瓶梗，囊领不明显；单独存在或呈分枝状的分生孢子梗
小分生孢子	大量，小的，椭圆形至肾形；偶见 1~2 个隔膜
大分生孢子	1~5 个隔膜，新月形，有 1 个足细胞，末端尖锐

鉴别诊断

菌落形态	其他镰刀菌属、枝顶孢属、柱孢霉属、淡紫紫孢菌
镜下特征	茄病镰刀菌，但尖孢镰刀菌可以其较短的小分生孢子瓶梗区分 层生镰刀菌，有复瓶梗，可形成链状小分生孢子

有性期

未知。

临床意义

常见的植物致病菌，可导致免疫力正常人群的指甲和角膜感染。最近，有报道它能够引起免疫正常和免疫缺陷者的局部侵袭性感染。在严重免疫缺陷人群中，尤其在伴有血液系统恶性肿瘤以及接受造血干细胞移植的中性粒细胞缺乏患者中，它已成为致命的播散性真菌感染的常见原因。尖孢镰刀菌分离株的体外试验有时对两性霉素 B 耐药，对泊沙康唑和伏立康唑中度敏感。

茄病镰刀菌复合体（*Fusarium solani* species complex）

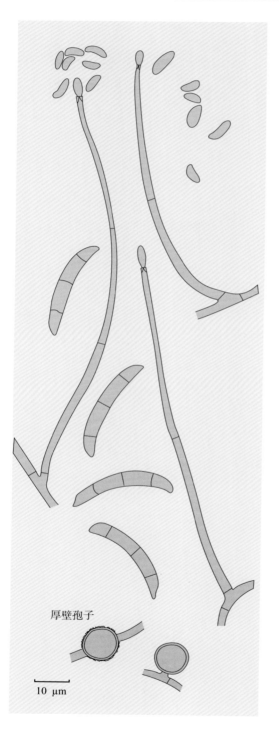

厚壁孢子

10 μm

菌落形态

30 ℃　葡萄糖蛋白胨琼脂培养基

直径	30 mm / 周
表面形态	平坦
质地	絮状
颜色	灰白色、奶油色、浅黄色或粉紫色
背面	淡奶油色

显微镜下特征

30 ℃

主要特征	大量、小的、卵圆形小分生孢子，混杂着少量新月形的大分生孢子；可单个或成对出现大的、圆形厚壁孢子
分生孢子梗	长锥状瓶梗，囊领不明显；与营养菌丝难以区分
小分生孢子	大量、小的、卵圆形至肾形；偶见 1 个分隔
大分生孢子	1~5 个分隔；新月形，一端有足细胞

鉴别诊断

菌落形态　　其他镰刀菌属、枝顶孢属、柱孢霉属、淡紫紫孢菌

镜下特征　　尖孢镰刀菌，但茄病镰刀菌可以其长的小分生孢子瓶梗区分

有性期

未知。

临床意义

早已证实为免疫力正常人群指甲和角膜感染的病原菌。最近，有报道它能够引起免疫正常和免疫缺陷者的局部侵袭性感染。在严重免疫缺陷人群中，尤其在伴有血液系统恶性肿瘤以及接受造血干细胞移植的中性粒细胞缺乏患者中，它已成为致命的播散性真菌感染的常见原因。茄病镰刀菌分离株的体外试验有时对两性霉素 B 耐药，对泊沙康唑和伏立康唑中度敏感。

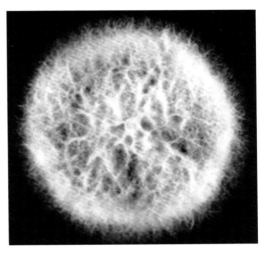

茄病镰刀菌，菌落（正面）

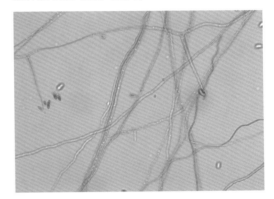

茄病镰刀菌，镜下示长锥状瓶梗

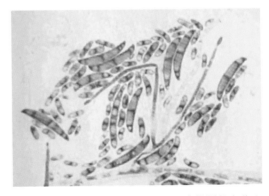

茄病镰刀菌，镜下示长锥状瓶梗和多分隔的大分生孢子

局限枝顶孢（*Acremonium strictum*）

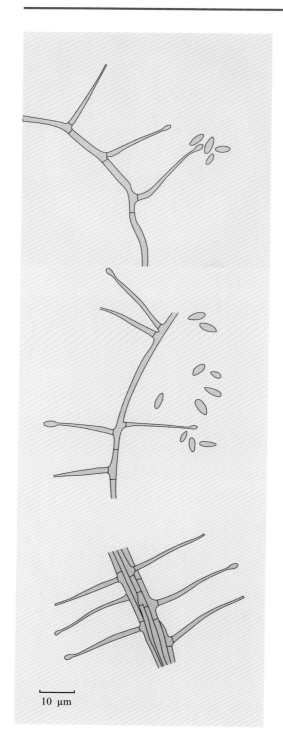

10 μm

菌落形态

30 ℃ 葡萄糖蛋白胨琼脂培养基

直径	50 mm / 周
表面形态	平坦
质地	光滑、潮湿或绒毛状到絮状
颜色	粉红色至橙色
背面	无色或淡粉红色

显微镜下特征

30 ℃

主要特征	长瓶梗产生于气生菌丝的远端隆起；分生孢子球聚集在尖端
分生孢子梗	细长瓶梗
分生孢子	圆柱形或椭圆形，大小 3.5~5.5 μm × 0.9~1.8 μm，在瓶梗尖端由黏液包裹聚集成球

鉴别诊断

菌落形态	其他枝顶孢属，但局限枝顶孢没有弥散性色素，镰刀菌属
镜下特征	其他枝顶孢属、镰刀菌属

有性期

未知。

临床意义

人类感染的罕见致病菌。

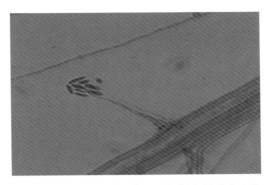

局限枝顶孢，小培养，镜下示瓶梗尖端的分生孢子聚集和索状菌丝聚集

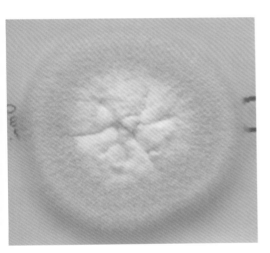

局限枝顶孢，菌落（正面）

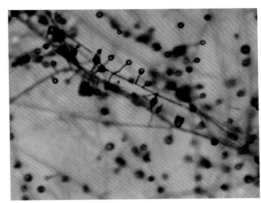

局限枝顶孢，低倍显微镜示针头大小的孢子球形成

镰状枝顶孢（*Acremonium kiliense*）

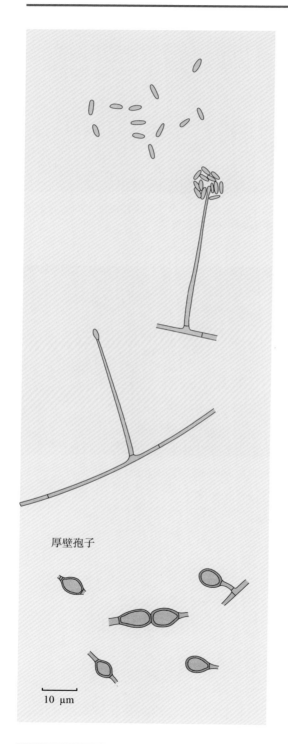

厚壁孢子

10 μm

菌落形态

30 ℃　葡萄糖蛋白胨琼脂培养基

直径	50 mm / 周
表面形态	平坦
质地	光滑
颜色	灰色至橙色
背面	褐色，伴弥散的暗色色素

显微镜下特征

30 ℃

主要特征	椭圆形的分生孢子在细长的瓶梗末端聚集成球；卵圆形的厚壁孢子
分生孢子梗	长而直，逐渐变细的瓶梗，在菌丝上形成侧枝
分生孢子	椭圆形，大小 3~6 μm × 1.5 μm，在瓶梗末端由黏液包裹聚集成球

鉴别诊断

菌落形态	其他枝顶孢属、镰刀菌属
镜下特征	其他枝顶孢属、镰刀菌属

有性期

未知。

临床意义

浅色颗粒足菌肿（pale grain mycetoma）的病原菌，极少数情况下可引起免疫缺陷人群的深部真菌感染。

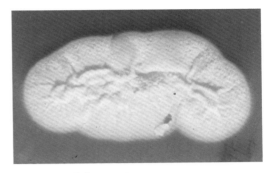

镰状枝顶孢菌落（正面）

突变烧瓶状霉（*Lecythophora mutabilis*）

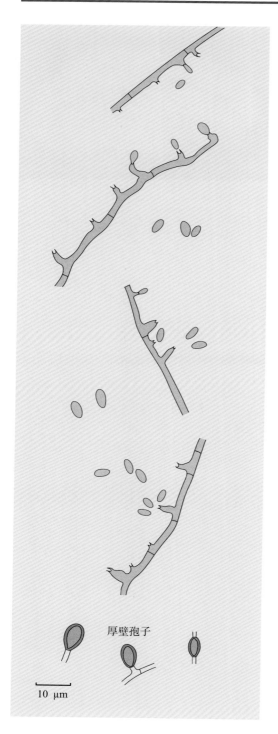

厚壁孢子

10 μm

菌落形态

30 ℃　葡萄糖蛋白胨琼脂培养基

直径	20 mm / 周
表面形态	平坦，逐渐产生皱褶；有直立的小束
质地	光滑，似酵母，逐渐变坚韧
颜色	初为白色或粉色，后逐渐变成褐黑色
背面	奶油色至淡粉色；逐渐变成褐色

显微镜下特征

30 ℃

主要特征	束状菌丝；从菌丝一侧的产孢突起产生透明卵圆形分生孢子；褐色厚壁孢子
分生孢子梗	小的，圆柱形分生孢子梗，于顶端变细形成囊领；与邻近菌丝之间无隔膜
分生孢子	透明的，卵圆形至椭圆体，大小 4~6 μm × 1.8~2.5 μm；可形似肾脏

鉴别诊断

菌落形态　　霍夫曼烧瓶状霉、申克孢
　　　　　　子丝菌、多育赛多孢、出
　　　　　　芽短梗霉、毛孢子菌属
镜下特征　　霍夫曼烧瓶状霉、瓶霉属、
　　　　　　单孢瓶霉属

有性期

未知。

临床意义

暗色丝孢霉病的罕见致病菌。

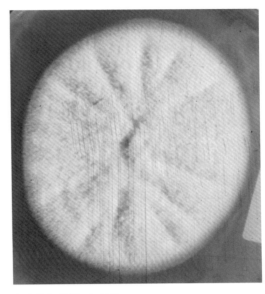

突变烧瓶状霉（正面）

霍夫曼烧瓶状霉（*L. hoffmannii*）

它与突变烧瓶状霉的区别在于无厚壁孢
子，分生孢子较小（3.5 μm × 1.5 μm），是
暗色丝孢霉病的罕见致病菌。

单孢瓶霉属（*Phialemonium* spp.）

此属与烧瓶状霉属极其相似。但是它的
分生孢子梗更长，更类似于圆柱状，囊
领不明显，宽度只有 1.2 μm。人类感染
罕见。

多育赛多孢（*Scedosporium prolificans*）

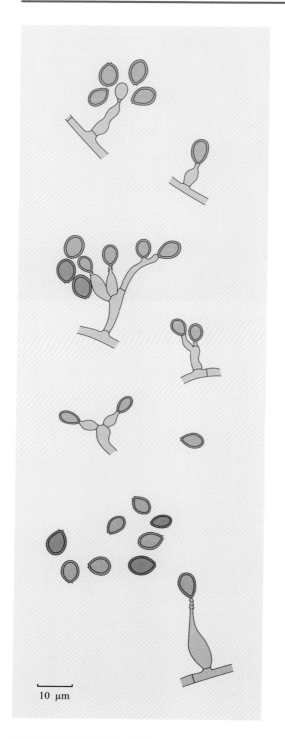

10 μm

菌落形态

30 ℃　葡萄糖蛋白胨琼脂培养基

直径	20 mm / 周
表面形态	平坦
质地	湿润，部分区域呈絮状
颜色	灰色至黑色
背面	黑色

显微镜下特征

30 ℃

主要特征	大量暗褐色的卵圆形分生孢子，形成于基底膨大且末端缩窄的短环痕
分生孢子梗	短环痕，基底膨大，有时有长而逐渐变细的末端；散在或成簇分枝
分生孢子	圆形至卵圆形，暗褐色，大小 3~7 μm × 2.5 μm；多在环痕梗的末端成群生长

鉴别诊断

菌落形态　　出芽短梗霉、烧瓶状霉属、
　　　　　　申克孢子丝菌、外瓶霉属
镜下特征　　尖端赛多孢、节菱孢属
　　　　　　（*Arthrinium* spp.）（未描述）

有性期

未知。

临床意义

最初报道它在免疫力正常人群可导致骨
和关节的感染及局部侵袭性暗色丝孢霉
病。最近，播散性感染的病例报道已经
很常见，特别是在免疫缺陷的人群中。
播散性暗色丝孢霉病患者的死亡率很高。
值得注意的是，多育赛多孢分离株在体
外对两性霉素 B 持续耐药。

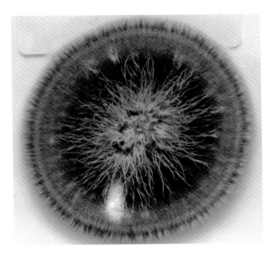

多育赛多孢菌落（正面）

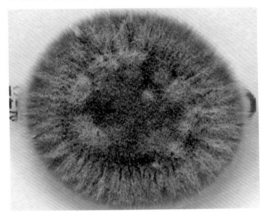

多育赛多孢菌落（正面）

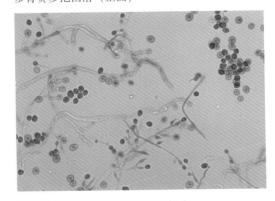

镜下示烧瓶形环痕和暗色分生孢子

尖端赛多孢（*Scedosporium apiospermum*）

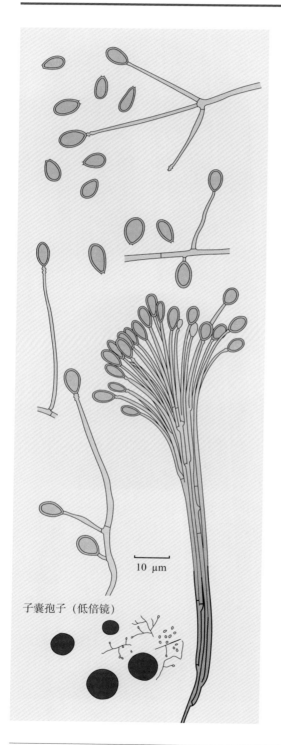

10 μm

子囊孢子（低倍镜）

菌落形态

30 ℃　葡萄糖蛋白胨琼脂培养基

直径	40 mm／周
表面形态	较高，平坦至穹顶状
质地	絮状
颜色	白色至浅或暗褐色
背面	随培养时间延长，浅黄色到暗褐色或黑色

显微镜下特征

30 ℃

主要特征	大量卵圆形分生孢子，形成于单根或束状环痕梗，有时聚集成束；有时可见子囊
分生孢子梗	细长的环痕梗，有时聚集形成树状联丝体束（粘束孢属状态）；小培养时，环痕梗的顶端通常只黏附单个分生孢子
分生孢子	黄色至浅褐色，卵圆形，大小 6~12 μm×3.5~6 μm，基底部有一痕；成熟后从环痕梗的顶端分离
子囊	黑色、圆形、柠檬状的子囊孢子

鉴别诊断

菌落形态　　焦曲霉

镜下特征　　其他赛多孢属、节菱孢属
　　　　　　（未描述，但是它的菌落颜
　　　　　　色为纯白色，分生孢子为
　　　　　　黑色）

有性期

尖端假阿利什霉（*Pseudallescheria apiosperma*）。

临床意义

可导致一系列的人类疾病，包括短暂的肺部定植、局部皮下或深部组织感染，以及广泛播散性感染。是温带地区导致产苍白颗粒足菌肿的最常见病原菌。也是引起免疫力受损、物理屏障受损（创伤、烧伤等）及大量接种疫苗（靠近污染水源地区）的人群侵袭性疾病的重要致病菌。值得注意的是，它的分离株在体外试验中对两性霉素 B 持续耐药，而对伏立康唑和泊沙康唑敏感。

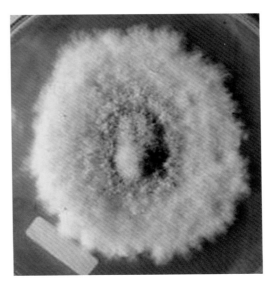

尖端赛多孢菌落（正面）

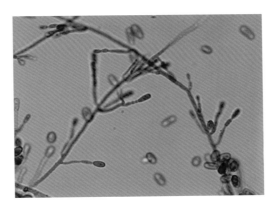

镜下示细长的环痕梗

寄生褐枝顶孢霉（*Phaeoacremonium parasiticum*）

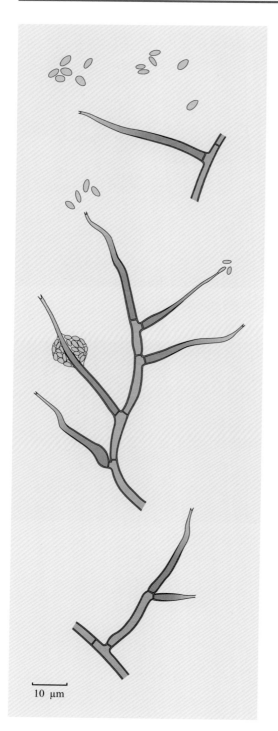

10 μm

菌落形态

30 ℃　葡萄糖蛋白胨琼脂培养基

直径	40 mm / 周
表面形态	平坦，可有皱褶
质地	光滑柔软，中央呈絮状
颜色	白色，中央呈灰褐色；逐渐变成暗灰褐色
背面	暗褐色

显微镜下特征

30 ℃

主要特征	厚壁褐色瓶梗，囊领不明显；小卵圆形分生孢子
分生孢子梗	厚壁，褐色，圆柱状瓶梗，末端逐渐变细，形成小漏斗形的囊领；次级瓶梗通常从一级瓶梗中形成
分生孢子	薄壁，透明至浅褐色，大小 3~6 μm × 1~2 μm，卵圆形至近肾形

鉴别诊断

菌落形态　　申克孢子丝菌、赛多孢属、烧瓶状霉属（*Lecythophora*）

镜下特征　　与烂木瓶霉相比，寄生褐枝顶孢霉的囊领不会增宽或者反折；与枝顶孢属相比，寄生褐枝顶孢霉的分生孢子梗可随老化着色

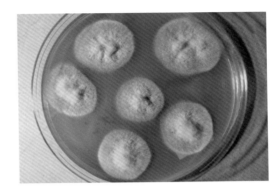

寄生褐枝顶孢霉菌落（正面）

有性期

寄生带形壳属（*Togninia parasitica*）。

临床意义

皮下或深部暗色丝孢霉病的病原菌，极少数可导致免疫缺陷个体的播散性感染。

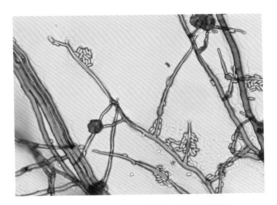

镜下示寄生褐枝顶孢霉孢子聚集在瓶梗周围

烂木瓶霉（*Pleurostomophora richardsiae*）

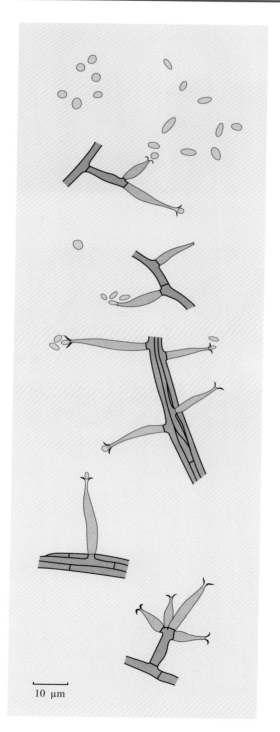

10 μm

菌落形态

30 ℃　葡萄糖蛋白胨琼脂培养基

直径	25 mm / 周
表面形态	平坦，圆顶状
质地	柔软光滑，中心絮状
颜色	灰褐色至橄榄褐色
背面	暗褐色

显微镜下特征

30 ℃

主要特征	厚壁、褐色瓶梗，囊领清晰；卵圆形的无色孢子和圆形褐色孢子
分生孢子梗	厚壁、褐色圆柱形瓶梗，尖端逐渐变细，囊领外展或向下弯折
分生孢子	薄壁、无色、卵圆形孢子，大小 2~4 μm × 1~2 μm；厚壁、褐色孢子，直径 3 μm

鉴别诊断

菌落形态	瓶霉属、外瓶霉属、着色真菌属、枝孢属
镜下特征	寄生褐枝顶孢霉（*Phaeoacremonium parasiticum*），但是烂木瓶霉的囊领发育更成熟；疣状瓶霉的囊领更接近于杯状

有性期

未知。

临床意义

导致皮下暗色丝孢霉病的罕见病原菌。

疣状瓶霉（*Phialophora verrucosa*）

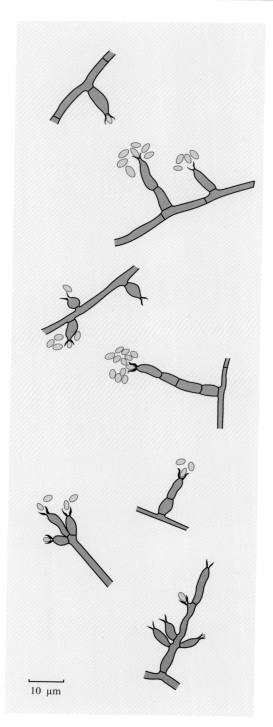

菌落形态

30 ℃　葡萄糖蛋白胨琼脂培养基

直径	10 mm / 周
表面形态	菌落生长较快，随时间延长逐渐变平坦；可出现折叠
质地	坚硬如皮革，逐渐形成绒毛或呈絮状
颜色	暗橄榄灰至黑色
背面	橄榄灰色

显微镜下特征

30 ℃

主要特征	褐色，有隔菌丝；有杯形囊领的小瓶梗；分生孢子小，椭圆形
分生孢子梗	褐色，安瓿状，侧生或从菌丝末端产生，形态独特，呈杯形，黑色囊领随大量分生孢子的产生而增大
分生孢子	小而色淡，椭圆形，大小 2.5~4 μm × 1.5~3 μm，由黏液包裹聚集成簇

鉴别诊断

菌落形态　　其他瓶霉属、烂木瓶霉、外瓶霉属、着色真菌属、枝孢属

镜下特征　　其他瓶霉属，但是疣状瓶霉有暗色杯状囊领；烂木瓶霉

有性期

未知。

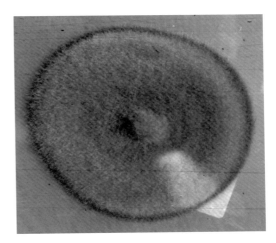

疣状瓶霉，菌落（正面）

临床意义

导致着色芽生菌病的主要病原菌之一，着色芽生菌病是发生于免疫力正常人群的一种特殊的皮下感染。罕见引起免疫力受损人群的脑或播散性暗色丝孢霉病。

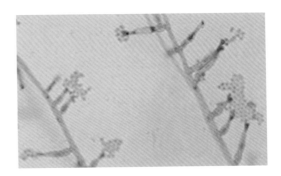

疣状瓶霉，镜下示杯形囊领的瓶梗

威尼克外瓶霉（*Hortaea werneckii*）

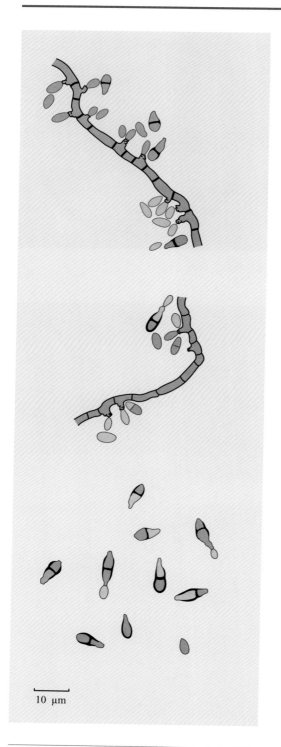

菌落形态

30 ℃　葡萄糖蛋白胨琼脂培养基

直径	15 mm / 周
表面形态	平坦，中央逐渐折叠
质地	光滑；中央有时可见絮状气生菌丝
颜色	橄榄色至黑色
背面	黑色

显微镜下特征

30 ℃

主要特征	早期大多呈酵母样细胞，随后发展成包被褐色厚壁的宽分隔菌丝；双细胞、着色、椭圆形的分生孢子
分生孢子梗	宽而明显的环痕，在菌丝侧面突起上形成
分生孢子	早期无色，逐渐变成淡褐色；椭圆形，大小 7~9.5 μm × 3.5~4.5 μm；单细胞逐渐变成被有色隔膜分开的双细胞；常常出芽形成酵母相

10 μm

鉴别诊断

菌落形态　出芽短梗霉、皮炎外瓶霉的酵母相阶段；甄氏外瓶霉

镜下特征　外瓶霉属，但是威尼克外瓶霉的分生孢子梗有更宽的环痕

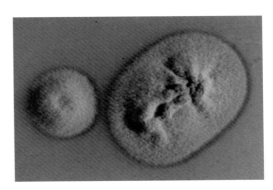

威尼克外瓶霉，菌落（正面）

有性期

未知。

临床意义

黑癣的病原菌。

棘状外瓶霉（*Exophiala spinifera*）

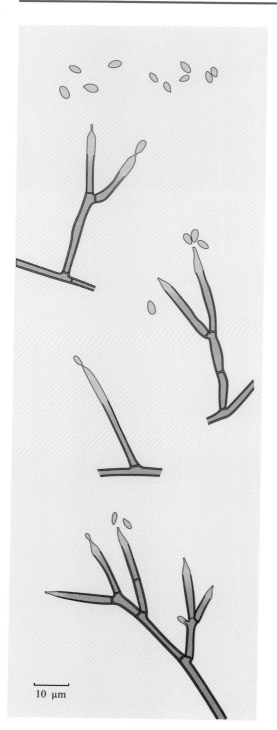

菌落形态

30 ℃　葡萄糖蛋白胨琼脂培养基

直径	10 mm / 周
表面形态	平坦
质地	中央黏液状；菌落边缘逐渐产生短的絮状或绒毛状气生菌丝
颜色	橄榄色至黑色
背面	橄榄色至黑色

显微镜下特征

30 ℃

主要特征	生长旺盛，出芽，酵母样细胞；褐色有隔菌丝，伴随直的、褐色的环痕
分生孢子梗	圆柱形，褐色，厚壁分枝菌丝，均有一棘状环痕包绕的尖端
分生孢子	淡褐色；椭圆形到圆柱形，大小 1.8~2.8 μm × 2~4 μm

鉴别诊断

菌落形态	其他外瓶霉属、万氏霉属（*Wangiella* spp.）、瓶霉属、短梗霉属、枝孢属、多育赛多孢
镜下特征	其他外瓶霉属，但是棘状外瓶霉以其棘状分生孢子梗而区分

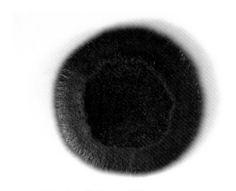

棘状外瓶霉，菌落（正面）

有性期

未知。

临床意义

皮下和深部暗色丝孢霉病的病原菌。

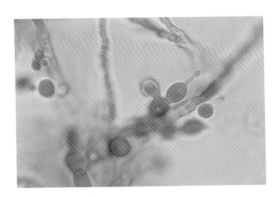

镜下棘状外瓶霉

皮炎外瓶霉（*Exophiala dermatitidis*）

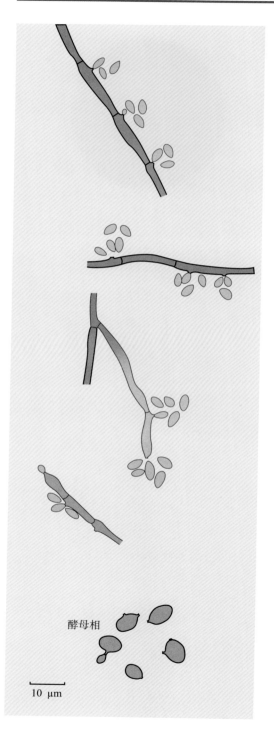

酵母相

10 μm

菌落形态

30 ℃　葡萄糖蛋白胨琼脂培养基

直径	10 mm / 周
表面形态	平坦
质地	糊状，逐渐产生绒毛状气生菌丝
颜色	橄榄灰至黑色
背面	橄榄灰色，常伴融合的褐色色素

显微镜下特征

30 ℃

主要特征	生长旺盛，出芽，酵母样细胞；极少褐色有隔菌丝周围成群聚集椭圆形分生孢子
分生孢子梗	从菌丝末端或短侧枝产生无囊领的瓶梗；菌丝侧壁有环痕微孔或突起
分生孢子	淡褐色，椭圆形，大小 2.5~4 μm × 2~3 μm；由黏液包裹聚集成簇

鉴别诊断

菌落形态　　其他外瓶霉属、瓶霉属、
　　　　　　着色真菌属、枝孢属、多
　　　　　　育赛多孢

镜下特征　　其他外瓶霉属、甄氏外瓶
　　　　　　霉，但皮炎外瓶霉在 37 ℃
　　　　　　生长良好，不能利用硝酸盐

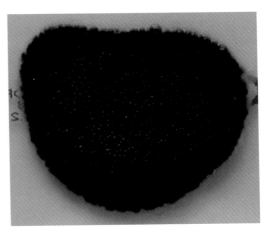

皮炎外瓶霉，菌落（正面）

有性期

未知。

临床意义

皮下和深部暗色丝孢霉病的病原菌。可
在囊性纤维化（cystic fibrosis）患者的肺
组织中形成定植。

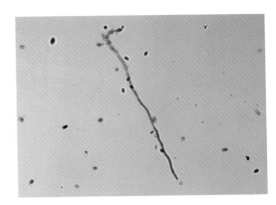

皮炎外瓶霉，镜下菌丝侧壁小的环痕突起

甄氏外瓶霉 (*Exophiala jeanselmei*)

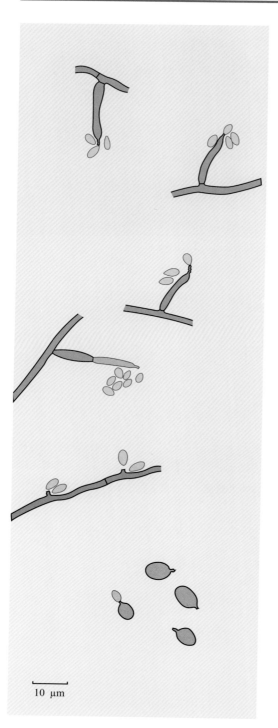

10 μm

菌落形态

30 ℃　葡萄糖蛋白胨琼脂培养基

直径	10 mm / 周
表面形态	平坦至穹顶状
质地	糊状，逐渐旺盛生长形成气生菌丝
颜色	暗榄绿色至黑色
背面	黑色

显微镜下特征

30 ℃

主要特征	褐色，分隔菌丝；小的、单细胞分生孢子聚集成群；糊状菌落中观察到大量有环痕梗的褐色酵母细胞
分生孢子梗	褐色，圆筒状到烧瓶状的环痕梗，末端狭窄；形成于菌丝侧壁；长菌丝和酵母细胞上也可出现钉状突起的环痕梗
分生孢子	圆筒状，大小 2.6~5.9 μm × 1.2~2.5 μm，单细胞，无色至淡褐色

变种类型

Lecanii-corni

变种　　　　　环痕梗均为钉状，位于未
　　　　　　　分化菌丝的侧壁

异形变种　　　环痕梗均为钉状，但位于
　　　　　　　圆细胞链上

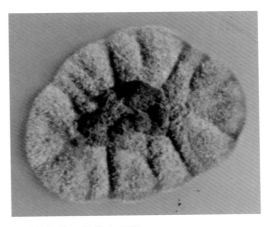

甄氏外瓶霉，菌落（正面）

鉴别诊断

菌落形态　　　其他外瓶霉属、万氏霉属、
　　　　　　　瓶霉属、着色真菌属、枝
　　　　　　　孢属、多育赛多孢

镜下特征　　　其他外瓶霉属；皮炎外瓶
　　　　　　　霉，而甄氏外瓶霉的硝酸
　　　　　　　盐试验阳性，且在 40 ℃不
　　　　　　　能生长

有性期

未知。

临床意义

非免疫缺陷人群暗色颗粒足菌肿的病原
菌。在免疫受损患者也可以引起不同型
的暗色丝孢霉病。

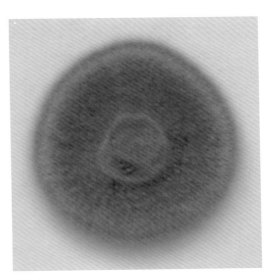

甄氏外瓶霉，菌落（正面）

8 毛霉及其相关属（Mucoraceous Moulds and Their Relatives）

引言

本章与其他章节不同，所述毛霉属于一个独立的真菌纲——接合菌。接合菌是两个相容的菌丝发生有性融合形成的大而且细胞壁厚的接合孢子。毛霉还有另一个共同的特点，具有宽而无隔膜的营养菌丝，这点与其他真菌不同。实践中，接合孢子比较少见，无性产孢结构可用来区分种属。

本章描述的物种多数属于毛霉目。它们通常在孢子囊里产生无性孢子，每个孢子囊都长在孢囊梗（sporangiophore）上（见下页图）。有些菌种的孢子梗是在假根分枝结构上形成。孢子囊（sporangium）通过裂开细胞壁释放出囊内物质，由此产生一个环痕或褶皱，细胞壁从环痕处与孢子梗分离。孢子囊基底就像拱形的隔膜，亦称囊轴（columella）。孢子囊轴的大小和形状通常是用来鉴定的有效特征。相反，小克银汉霉属（Cunninghamella），膨大的孢囊梗（sporangiophore）上产生大量携带单个孢子的孢子囊。

这些真菌是重要的植物腐生菌。一些毛霉普遍靠风媒传播孢子，另一些耐热毛霉在人畜中引发毛霉感染（以前称为接合菌病）。因此它们在实验室归为病原菌和污染物。许多非病原真菌不能成为病原菌的一个重要因素是它们不能在血液温度下生长。

这些霉菌在环境中繁殖很快，通常几天之内就长满整个培养皿。很多时候它们能长出繁茂的气生菌丝足以覆盖整个培养皿空隙。孢子囊结构非常脆弱，在操作过程中容易破裂。因此，对完整菌落联合使用黏附工具和立体显微镜进行观察是做物种鉴定时推荐的手段。

有些物种在常规培养基上不能产生产孢结构，但在培养基中添加某些特殊成分（比如察氏培养基、漂浮着琼脂或者植物成分的无菌水培养基）就可以诱导产生孢子。即使没有上述特殊培养环境，它们也能因长出粗大的、无隔膜的营养菌丝而被鉴定为毛霉目。

另一个引发人类感染的毛霉是虫霉目（Entomophthorales），本章节以蛙粪霉属（Basidiobolus）和耳霉属（Conidiobolus）为代表。这些真菌与昆虫或两栖类动物有关，通常不被当作污染物。此类真菌在热带地区会引发皮下感染疾病——虫霉病。它

Identification of Pathogenic Fungi, Second Edition. Colin K. Campbell, Elizabeth M. Johnson, and David W. Warnock.
© 2013 Health Protection Agency. Published 2013 by Blackwell Publishing Ltd.

们通过将巨大的单细胞孢子有力地弹射到空气中这种爆发性过程进行无性繁殖。它们的菌落生长很慢，几乎没有气生菌丝，形成褶皱的、膜状的菌落形态。我们可以看到被释放出来的孢子黏附在平板盖子上并萌发。

毛霉病是毛霉目中毛霉引发的主要感染。一般来说，毛霉目和虫霉目均归属于接合菌门，这两个物种引发的疾病尽管形式不同，但都被称作接合菌病。然而，随着分子生物分析技术的使用，由于接合菌门的多源特性，接合菌已不再被人们认可，比如将遗传起源不同的分离菌划分为同一种群。有人建议用毛霉亚门取代毛霉目（Mucorales），用虫霉亚门（Entomophthoromycotina）取代虫霉目（Entomophthorales）。

最后，隐袭腐霉（*Pythium insidiosum*）是卵菌纲或者"水霉"的成员。现在这些霉菌被归为茸鞭生物界（Stramenopila）[以前称藻界（Chromista）]。很多腐霉物种是重要的植物致病菌，但仅发现隐袭腐霉能引发家禽疾病，包括马和狗。在组织中，隐

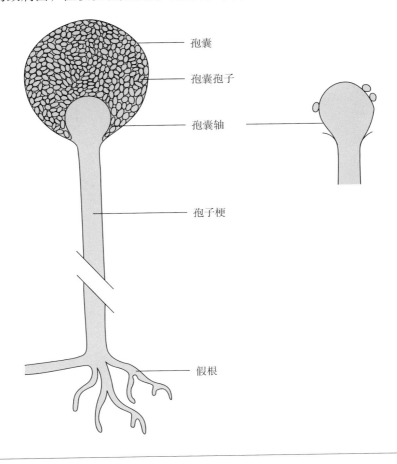

孢囊

孢囊孢子

孢囊轴

孢子梗

假根

袭腐霉有粗大、无色、不规则隔膜的菌丝，菌丝细胞壁是薄而不平行的，不规则分枝结构与毛霉相似。自然界里，隐袭腐霉分布在水环境，游动孢子具有双鞭毛，能游动，能扩散到新的植物宿主上。菌落在琼脂上生长慢，浸没在培养基内，并无产孢结构。在含有漂浮植物成分的无菌水培养基上培养可产生典型游动孢子。

毛霉目中多数菌株在体外仅对两性霉素 B 和泊沙康唑敏感。

在沙氏葡萄糖琼脂培养基上产孢菌种检索表

1a	絮状菌落；37 ℃生长快	2
1b	絮状菌落；37 ℃不生长	8
1c	菌落生长慢，膜状，蜡状	10
2a	囊外面产生孢子	灰色小克银汉霉
2b	孢子囊里面产生孢子	3
3a	漏斗形状的孢子囊	伞枝横梗霉
3b	孢子囊基部快速变窄至孢子梗	4
4a	携带侧枝的孢子梗	5
4b	无侧枝的孢子梗	6

5a	大孢子囊下面有 1~2 个小孢子囊	微小根毛霉
5b	向外广泛伸长的侧枝；常呈弯曲状	卷枝毛霉
6b	菌落 3~5 mm 厚；灰色孢子囊	微小根毛霉
6a	菌落充满平板空气层，孢子囊黑色	7
7a	500 μm 长孢子梗；孢子 4~6 μm	小孢根霉
7b	长 1 000 μm 孢子梗；孢子 6~8 μm	少根根霉
8a	黑色孢子囊；孢子梗基部大量假根	匍枝根霉
8b	白色或褐色孢子囊；无假根	8
9a	浅黄色菌落	冻土毛霉
9b	浅褐色菌落；有些孢子梗结有厚壁孢子	总状毛霉
10a	无圆锥状乳头的孢子	林蛙粪霉
10b	有圆锥状乳头的孢子	冠状耳霉

在沙氏葡萄糖琼脂培养基上不产孢菌种检索表

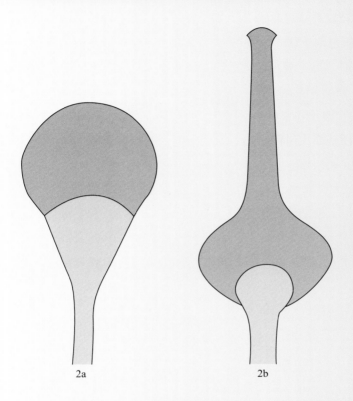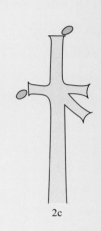

2a   2b   2c

1a	液体培养基下产生的能移动的游动孢子	腐霉属
1b	特殊培养基上产生毛霉孢子囊	2
2a	漏斗形状的孢子囊	雅致鳞质霉
2b	顶端管形延伸的孢子囊	瓶状瓶霉
2c	圆形的孢子囊，破裂时不离开孢子囊轴	沃尔夫被孢霉

灰色小克银汉霉（*Cunninghamella bertholletiae*）

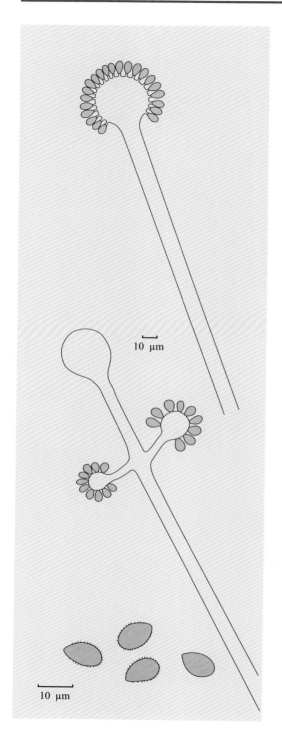

菌落形态

30 ℃　葡萄糖蛋白胨琼脂培养基

直径	90 mm / 周
表面形态	气生菌丝生长茂盛，长至盖顶
质地	絮状
颜色	白色至淡灰色
背面	无色

显微镜下特征

30 ℃

主要特征 孢囊梗	孢子头长在圆形或卵圆形囊长而直的孢子梗的末端形成圆或略卵圆的顶囊；更小的顶囊有时候生长在顶端下方的轮生分枝末端
孢囊孢子	椭圆，7~11 μm，光滑或者粗糙；长在整个顶囊表面的短柱上

鉴别诊断

菌落形态	其他毛霉真菌
镜下特征	区分雅致小克银汉霉（*Cunninghamella elegans*），但它在 45 ℃下不能生长

有性期

有性繁殖少见；球形，褐色接合孢子，25~55 μm，有短的突起。

临床意义

较少引发毛霉病。

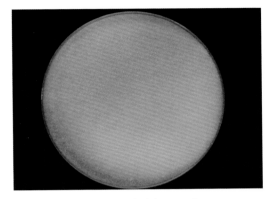

培养基上灰色小克银汉霉形态（正面）

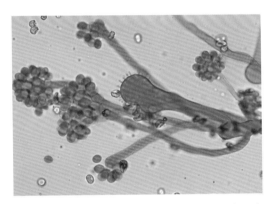

灰色小克银汉霉显微镜形态，整个顶囊表面有孢囊孢子

伞枝横梗霉（*Lichtheimia corymbifera*）

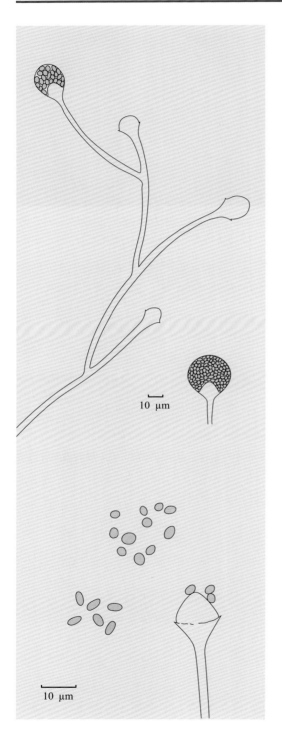

菌落形态

30 ℃　葡萄糖蛋白胨琼脂培养基

直径	90 mm / 周
表面形态	气生菌丝生长茂盛，长满盖顶
质地	絮状
颜色	白色至浅灰色
背面	无色

显微镜下特征

30 ℃

主要特征	分枝状孢囊梗；数目多，体积小，苍白的孢子囊带有漏斗形基底
孢囊梗	多数有侧枝，每个侧枝比主枝更长，侧枝上又长侧枝；圆锥形的囊轴有孢子囊
孢囊孢子	椭圆，2~3.5 μm × 3~5 μm

鉴别诊断

菌落形态　　其他毛霉真菌

镜下特征　　毛霉属、根霉属、根毛霉
　　　　　　属，但是伞枝横梗霉孢子
　　　　　　囊形状不同，且孢囊梗基
　　　　　　部没有假根

有性期

有性繁殖少见；接合孢子短小、卵圆形、
细胞壁厚、红褐色、带有褶脊线。

临床意义

是免疫功能不全者患毛霉病的主要病因，
是牛真菌性流产的最常见病因。

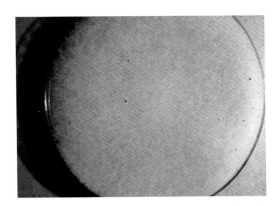

培养基上伞枝横梗霉形态。培养时间再久，菌丝仍
是浅灰色／白色

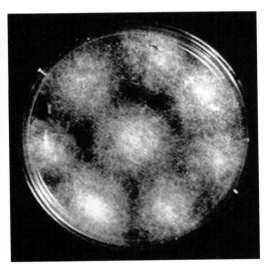

培养基上伞枝横梗霉形态（正面）

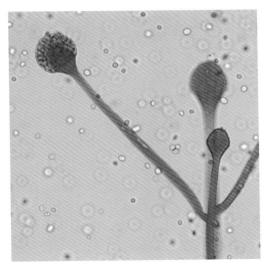

伞枝横梗霉镜下形态，漏斗形的囊轴（columellae）

微小根毛霉（*Rhizomucor pusillus*）

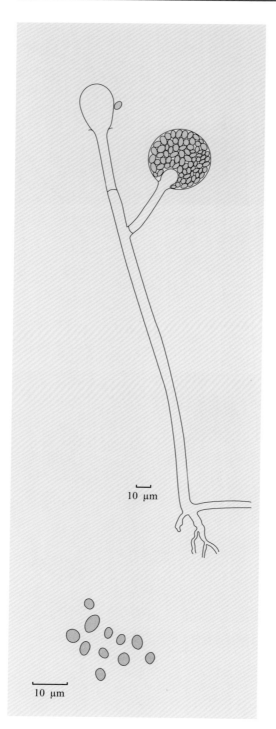

10 μm

10 μm

菌落形态

30 ℃　葡萄糖蛋白胨琼脂培养基

直径	90 mm / 周
表面形态	扁平低矮的气生菌丝
质地	絮状
颜色	褐灰色
背面	无色

显微镜下特征

30 ℃

主要特征	褐色孢子囊，单个或者 2~3 个孢子囊成簇，长在孢子梗的短侧枝上，孢子梗基底可能长有短小薄壁的假根
孢囊梗	孢子梗褐色；有侧枝；通常长在孢子梗顶端；孢子囊褐色，圆形，直径能达到 100 μm；孢子囊下面长隔膜
孢囊孢子	小的，3~4 μm，无色，光滑，圆形或者近乎圆形

鉴别诊断

菌落形态　　其他毛霉

镜下特征　　毛霉属，但是微小根毛霉

　　　　　　可耐受温度高达 55 ℃

有性期

有性繁殖少见；接合孢子黑褐色，圆形，直径 70 μm，表面粗糙。

临床意义

是人类毛霉病的罕见致病菌，是牛真菌性流产的病因之一。

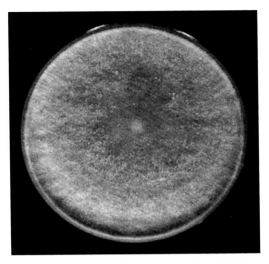

培养基上微小根毛霉形态（正面），未长满整个培养皿空间

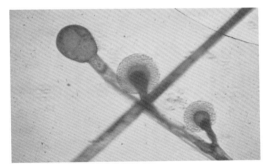

微小根毛霉镜下形态，在接近孢囊梗顶部长有特征性的侧枝

卷枝毛霉（*Mucor circinelloides*）

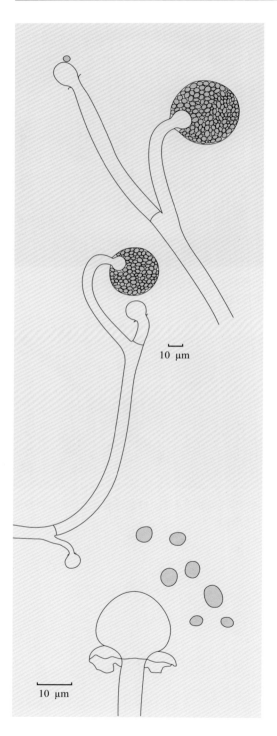

菌落形态

30 ℃　葡萄糖蛋白胨琼脂培养基

直径	90 mm / 周
表面形态	气生菌丝生长茂盛，长满盖顶
质地	絮状
颜色	暗黄褐色
背面	无色

显微镜下特征

30 ℃

主要特征	孢子囊淡褐色，孢子梗有时弯曲
孢囊梗	孢子梗既存在长而不分枝的，也存在有分枝短而向下弯曲的；孢子囊直径20~80 μm，细胞壁略硬
孢囊孢子	细胞壁光滑，椭圆的，大小可达 7 μm × 5 μm

鉴别诊断

菌落形态　其他毛霉

镜下特征　其他毛霉属，除了卷枝毛
　　　　　霉有弯曲的、带分枝的孢
　　　　　囊梗；横梗霉属、根霉属、
　　　　　根毛霉属，但卷枝毛霉没
　　　　　有假根且 37 ℃下生长不良

有性期

有性繁殖少见；接合孢子红褐色到暗褐
色且带刺，近球形，直径达 100 μm。

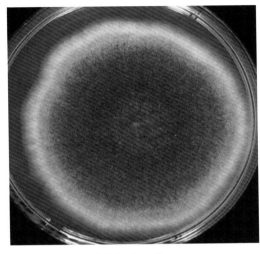

培养基上卷枝毛霉形态（正面）

临床意义

人类条件致病菌。

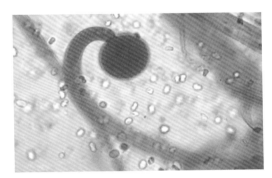

卷枝毛霉镜下形态，特征性弯曲的孢子梗

小孢根霉（*Rhizopus microsporus*）

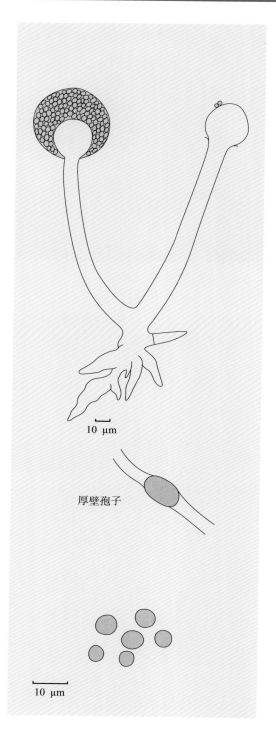

厚壁孢子

10 μm

10 μm

菌落形态

30 ℃　　葡萄糖蛋白胨琼脂培养基

直径　　　　90 mm／周

表面形态　　气生菌丝生长茂盛，长满
　　　　　　盖顶

质地　　　　絮状

颜色　　　　灰色至暗灰褐色

背面　　　　无色

显微镜下特征

30 ℃

主要特征　　暗褐色分叉的假根上长出
　　　　　　短的孢子梗，孢子梗上长
　　　　　　出小的、灰黑色孢子囊

孢囊梗　　　短小，孢子梗单根或成群
　　　　　　的（可多达 4 根）；在假根
　　　　　　结上形成；小型孢子囊，
　　　　　　直径达到 100 μm，灰黑色
　　　　　　半球形囊轴

孢囊孢子　　体积小，达 6 μm，圆形或
　　　　　　略带棱角，有纵纹

变种类型

小孢根霉须状变种	囊轴长；孢子少有明显的纵纹
小孢根霉少孢变种	大型孢子，7~10μm，无纵纹

鉴别诊断

菌落形态	其他毛霉
镜下特征	少根根霉，但小孢根霉孢子梗短小，孢子囊和孢子都小

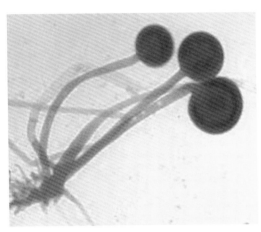

培养基上小孢根霉形态，典型的假根和孢子囊（×10）

有性期

有性繁殖少见；接合孢子圆形，直径达100 μm，红褐色，表面突起。

临床意义

引发人类毛霉病和牛真菌性流产。

少根根霉（*Rhizopus arrhizus*）

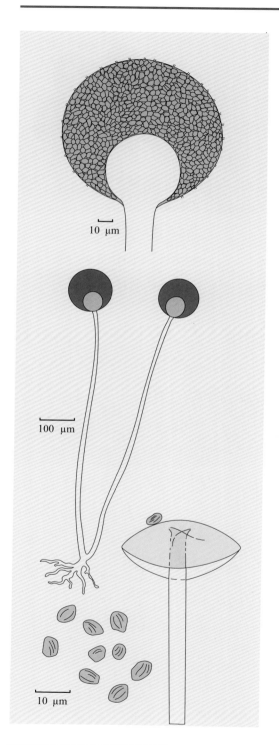

菌落形态

30 ℃　葡萄糖蛋白胨琼脂培养基

直径	90 mm / 周
表面形态	气生菌丝生长茂盛，长满盖顶
质地	絮状
颜色	浅灰色至灰褐色，培养皿边缘有黑色孢子囊
背面	无色

显微镜下特征

30 ℃

主要特征	粗大、无隔膜的无色菌丝，褐色假根，褐黑色球状孢子囊，带有大的孢子囊轴
孢囊梗	分枝为单根或成组，在假根上形成；褐黑色球状孢子囊，直径为 50~250 μm；大囊轴卷折似蘑菇
孢囊孢子	灰绿色，形状各异，长 6~8 μm；带棱角，有纵纹

鉴别诊断

菌落形态　　其他毛霉

镜下特征　　其他根霉属；毛霉属、根
　　　　　　毛霉属和横梗霉属，均无
　　　　　　结节形假根和卷折的囊轴

有性期

有性繁殖少见；红色到褐色，球状接合
孢子，扁平突起。

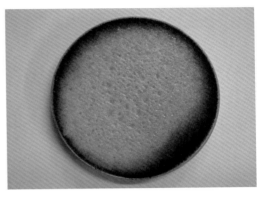

培养基上少根根霉的形态（正面），厚重，暗色孢
子形成在培养皿边缘的空气界面

临床意义

是人类毛霉病的主要病原菌，在易感个
体中，如糖尿病患者和免疫功能低下者，
可引起易感个体鼻脑、肺部、胃肠和皮
肤弥散性感染。不同临床类型通常与特
定的基础疾病有关。

匍枝根霉（*Rhizopus stolonifer*）

这种环境真菌与少根根霉非常相似，但
它在各方面都比较大（孢子囊直径达
350 µm；孢囊孢子长度达 9~11 µm）。它
最高生长温度为 32 ℃，尚无引发人类感
染的报道。

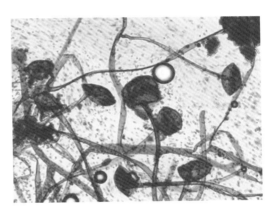

镜下少根根霉形态，暗色胞囊梗和特征性的卷折
囊轴

冻土毛霉（*Mucor hiemalis*）

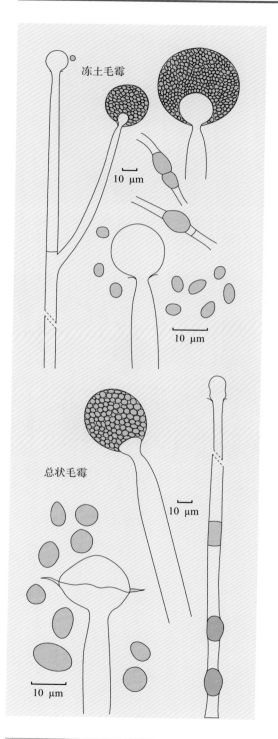

冻土毛霉

总状毛霉

10 μm

菌落形态

30 ℃　葡萄糖蛋白胨琼脂培养基

直径	90 mm / 周
表面形态	气生菌丝生长茂盛，长满盖顶
质地	絮状
颜色	浅黄色
背面	无色

显微镜下特征

30 ℃

主要特征	暗褐色球形孢子囊，厚壁孢子在菌丝上，而不在孢囊梗
孢囊梗	开始时无分枝，随后有极少分枝；孢子囊从黄色转暗褐色，大小为 20~80 μm
孢囊孢子	细胞壁光滑，椭圆形，一侧扁平，大小各异，最大达 9 μm × 5.5 μm

鉴别诊断

菌落形态 　　其他毛霉

镜下特征 　　其他毛霉，但冻土毛霉无法
　　　　　　　在高于 30 ℃的环境中生长

有性期

有性繁殖少见；暗褐色接合孢子，直径
可达 100 μm，带长棘。

临床意义

这种常见的环境微生物极少引起人类
感染。

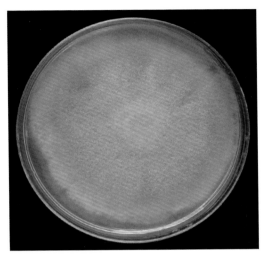

培养基上冻土毛霉形态（正面）

总状毛霉（*Mucor racemosus*）

这种常见的环境微生物与其他毛霉属非
常相似。但能通过孢囊梗上有大量厚壁孢
子来进行区分。它最高耐受生长温度为
32 ℃，尚无文献报道可引起人类感染。

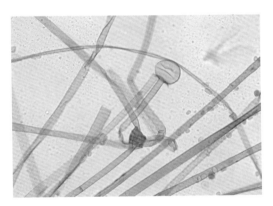

镜下孢子释放后的冻土毛霉形态

林蛙粪霉（*Basidiobolus ranarum*）

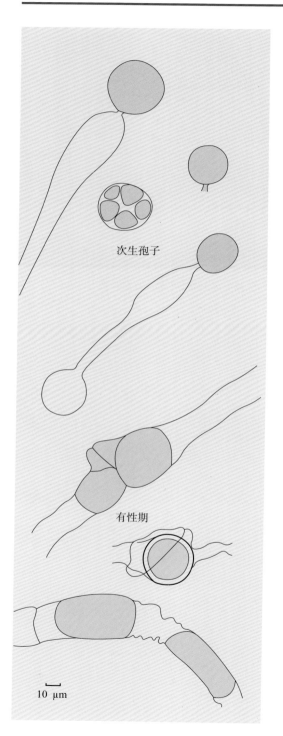

次生孢子

有性期

10 μm

菌落形态

30 ℃　葡萄糖蛋白胨琼脂培养基

直径	20 mm／周
表面形态	扁平，皱褶或者放射状折叠
质地	蜡质光滑，带有极短的气生菌丝
颜色	黄灰色至浅黄色
背面	浅黄色

显微镜下特征

30 ℃

主要特征	未成熟时为粗大菌丝，无隔膜；较成熟时可见大而圆的厚壁孢子和无色接合孢子；掷孢子被有力地释放到培养皿的盖子上
孢囊柱	无分枝菌丝末端膨大，形成初生孢子
孢子	圆或近梨形，直径可达40μm；孢子萌发后的菌丝在膨大后发育成次生孢子，或者随后可能发育成大量内生孢子

鉴别诊断

菌落形态　　冠状耳霉

镜下特征　　冠状耳霉，初生孢子下面
　　　　　　的孢囊柱（sporophore）膨
　　　　　　大，无鸟嘴状接合孢子

有性期

圆形，平滑，厚壁的接合孢子，直径 20~
50 μm，附着突出的鸟嘴状细胞。

临床意义

它是非洲东部及西部、亚洲、印度尼西
亚、澳大利亚和南美洲等热带或亚热带
区域引发躯干及四肢慢性皮下感染的主
要原因。在巴西、尼日利亚、中东及美
国西南部沙漠地区已发现罕见的胃肠道
蛙粪霉病。

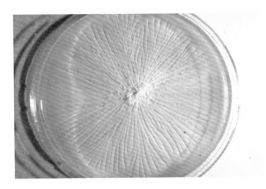

培养基上林蛙粪霉形态（正面）

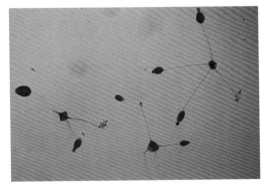

镜下林蛙粪霉的形态，可见培养皿盖子上生长出次
生孢子

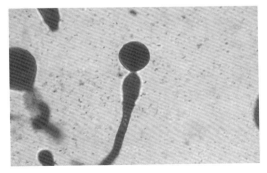

显微镜下林蛙粪霉形态，膨大菌丝末端有初生孢子
形成

冠状耳霉（*Conidiobolus coronatus*）

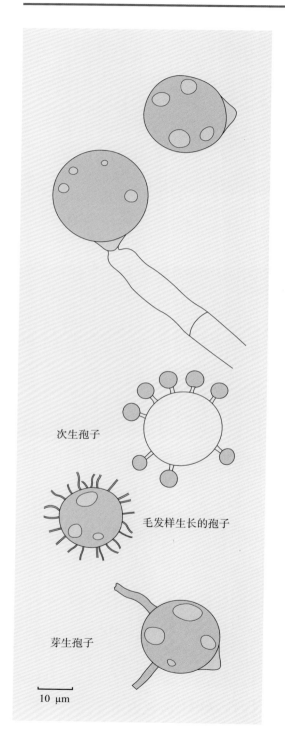

次生孢子

毛发样生长的孢子

芽生孢子

10 μm

菌落形态

30 ℃　葡萄糖蛋白胨琼脂培养基

直径	80 mm / 周
表面形态	皱褶或者放射状折叠
质地	起初为光滑或蜡质状；随时间逐渐变成粉末状
颜色	白色；随时间推移逐渐变成浅黄色
背面	白色

显微镜下特征

30 ℃

主要特征	粗大，有隔膜的菌丝；大的圆形孢子强有力地释放到培养皿盖子上
孢囊柱	初生孢子仅在无分枝菌丝的尖末端形成
孢子	孢子释放后便产生单个圆形初生孢子或在短梗上产生大量次生孢子；有些孢子表面形成毛发状附属物；有些孢子萌发出菌丝

鉴别诊断

菌落形态　　蛙粪霉属

镜下特征　　蛙粪霉属，但冠状耳霉孢
　　　　　　子和大量次生孢子下面的
　　　　　　孢囊柱不膨大

有性期

未知。

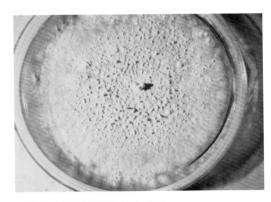

培养基下冠状耳霉形态（正面）

临床意义

是非洲西部热带雨林地区发生慢性鼻面
局部感染的病原菌之一。马达加斯加、
印度、中国和南美洲及中美洲也发现少
数感染病例。在免疫功能正常者及免疫
功能低下者中，均有少数报道，发现该
菌可引起致死性播散性疾病。

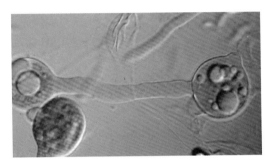

镜下冠状耳霉的形态，可见次生孢子产生

隐袭腐霉（*Pythium insidiosum*）

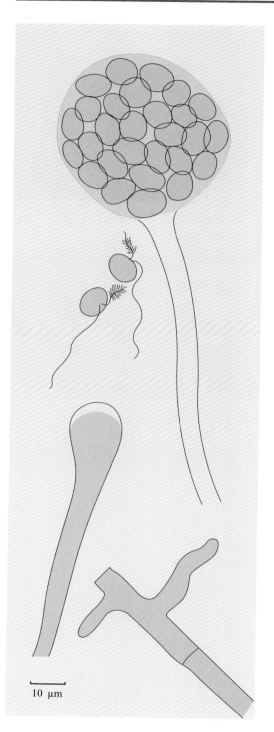

菌落形态

30 ℃　葡萄糖蛋白胨琼脂培养基

直径	90 mm / 周
表面形态	波状，放射状
质地	基下长菌丝或非常短的气生菌丝
颜色	白色至黄白色
背面	无色

显微镜下特征

30 ℃

主要特征	粗大，不规则隔膜的菌丝，菌丝膨大圆鼓且宽度不一；菌丝易从隔膜上断裂
孢囊梗	未分化的菌丝顶端膨大，挤着大量细胞质，进而形成可活动的游动孢子
游动孢子囊	圆形或椭圆形，7 μm × 10 μm，有两根侧生鞭毛

注：孢子形成需要用漂浮琼脂块的无菌水培养基。

鉴别诊断

菌落形态　林蛙粪霉、冠状耳霉

镜下特征　其他不产孢子的接合菌
　　　　　（在葡萄糖蛋白胨琼脂培养
　　　　　基上）

有性期

一些琼脂培养基可产生近球形的，夹在中间的藏卵器（oogonia）。

临床意义

隐袭腐霉引起的腐皮病（pythiosis）具有一些重要的临床病征，目前最严重的是动脉（或血管）病征，其他病征还包括皮肤、皮下及眼部感染。该菌引起的疾病在热带、亚热带及一些全球温带地区已有相关报道。腐皮病在泰国常见，但在美国北部、中部、南部，以及亚洲和大洋洲也有相关报道。该菌也会引发马和犬类患腐皮病。

雅致鳞质霉（*Apophysomyces elegans*）

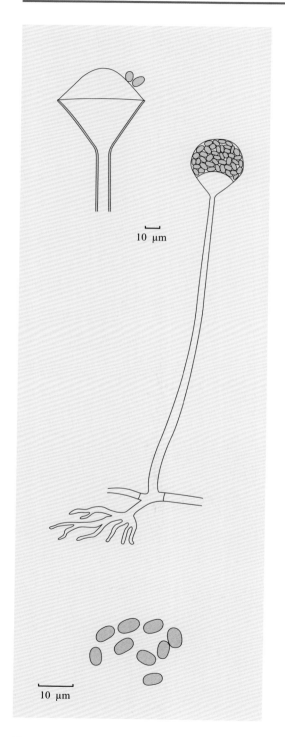

菌落形态

30 ℃　葡萄糖蛋白胨琼脂培养基

直径	90 mm／周
表面形态	气生菌丝生长茂盛，长满盖顶
质地	絮状
颜色	白色变奶白色至浅黄色
背面	无色

显微镜下特征

30 ℃

主要特征	粗大，无隔膜的无色菌丝；一些培养基表现为无分枝的单一孢囊梗，伴随薄壁的，无色到灰褐色的假根
孢囊梗	单一的，笔直或稍卷曲，无分枝，无色至灰褐色；梨形孢子囊长在呈钟形或漏斗形膨大的孢囊梗［囊托（apophysis）］末端，其位置在半球形囊轴的下方
孢囊孢子	光滑，浅褐色，椭圆形，5~8 μm × 4~6 μm

鉴别诊断

菌落形态　毛霉属、根霉属、根毛霉属、横梗霉属（*Lichtheimia* spp.）

镜下特征　横梗霉属，但是雅致鳞质霉具有特征性的突起，以及无分枝的笔直的孢子梗

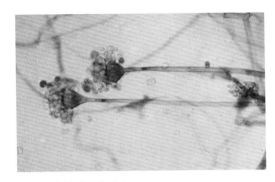

镜下雅致鳞质霉的形态

有性期

未知。

临床意义

它是毛霉病少见的致病菌。

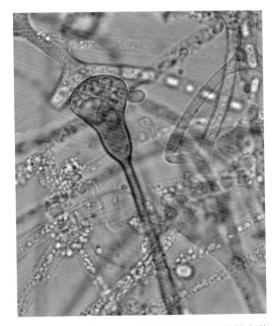

镜下雅致鳞质霉形态，可见孢囊梗特征性的漏斗形膨大

瓶状瓶霉（*Saksenaea vasiformis*）

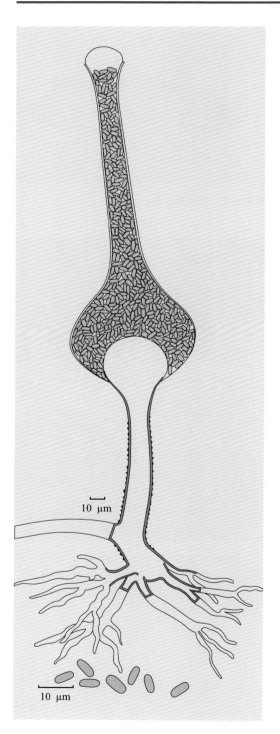

菌落形态

30 ℃　葡萄糖蛋白胨琼脂培养基

直径	90 mm / 周
表面形态	气生菌丝生长茂盛，长满盖顶
质地	絮状
颜色	白色至浅灰色
背面	无色

显微镜下特征

30 ℃

主要特征	独特的，长瓶状的孢子囊；褐色假根
孢囊梗	从暗褐色假根上长出单个孢囊梗；短，厚壁，带有一个很长的长颈瓶状孢子囊
孢囊孢子	小型的，大小 4 μm × 2 μm，光滑的，圆柱形；通过打开孢子囊顶端释放出来

注：孢子形成要求特殊的培养基，如察氏培养基。

鉴别诊断

菌落形态	其他毛霉
镜下特征	其他不产孢接合菌（在葡萄糖蛋白胨培养基上）

有性期
未知。

临床意义
它是毛霉病少见的病原菌。

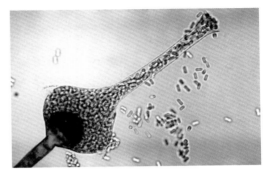

显微镜下瓶霉形态，见特征性的瓶状孢子囊

沃尔夫被孢霉（ *Mortierella wolfii* ）

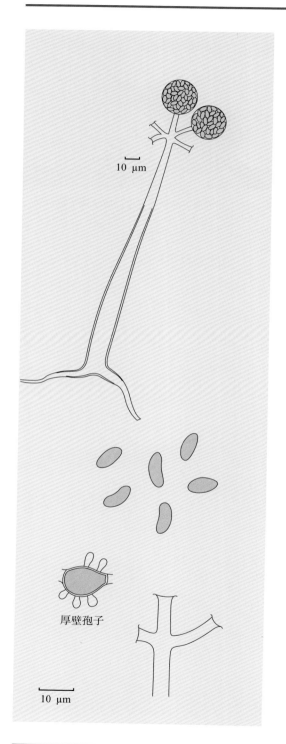

厚壁孢子

10 μm

菌落形态

30 ℃　葡萄糖蛋白胨琼脂培养基

直径	90 mm / 周
表面形态	扁平，带有不规则边缘
质地	稀疏的絮状
颜色	灰色至灰黄色
背面	无色

显微镜下特征

30 ℃

主要特征	粗大无色，无隔膜的菌丝；产生平端状厚壁孢子
孢囊梗	从假根上长出；朝顶端逐渐变细，在顶端处分枝呈螺旋状排布；孢子囊释放后成了一个无囊轴的褶皱体
孢囊孢子	椭圆形至肾形，大小达 12 μm × 6 μm，细胞壁光滑，无色

注：孢子形成需要特殊培养基，如察氏培养基。

鉴别诊断

菌落形态	其他毛霉
镜下特征	其他不产孢毛霉（在葡萄糖蛋白胨培养基上）

有性期

未知。

临床意义

它是牛真菌性流产的病因，但目前尚无引发人类感染的相关报道。

9 其他霉菌（Miscellaneous Moulds）

引言

本章节介绍的霉菌包括一些可在培养基产生肉眼可见的子实体的菌种。这些子实体可能是含有无性分生孢子（器孢子）的分生孢子器、含有子囊孢子的子囊果，或者含有担孢子的担子果。我们将介绍在人和动物感染已被频繁报道的、具有代表性的菌种。此外，马杜拉分枝菌属（*Madurella*），一种可引起暗色颗粒足菌肿病的无孢子霉菌属，也包含在此章节中，由于其产生分生孢子，因此不能归入以前的章节中。近期的研究显示这部分主要由不同的子囊菌纲中不相关的菌属组成，同时需要重新定义灰色马杜拉菌（*M. grisea*），该菌属被分为不同的菌种。

很多真菌可以在复杂的结构上产生分生孢子，这些复杂的结构或者呈顶端开口的半球状［叫作分生孢子器（pycnidia）］，或者呈平坦和杯状［也叫分生孢子盘（acervuli）］。大多数是环境中常见的腐生性真菌，其他的是特定的植物的致病菌。仅有少量是医学上重要的致病真菌，包括茎点霉属（*Phoma*）、毛色二孢菌属（*Lasiodiplodia*）和棘壳孢属（*Pyrenochaeta*）。

丝状担子菌纲很少引起人类或动物疾病。本章节介绍的裂褶菌（*Schizophyllum*）是伞菌目、蕈类和伞菌霉中一小部分木腐生菌之一。在许多病例中，对生长迅速、不产孢的透明菌丝需要对 rDNA 复合物的 ITS 区域进行测序，才能鉴定是否为担子菌纲。

在培养基中很多真菌能够产生子实体，本章节仅介绍明确有致病性的真菌。值得注意的是，很多能形成子实体的霉菌，已根据分生孢子类型描述，因为分生孢子是目前孢子表现的主要形式。因此，灰绿曲霉、构巢曲霉和尖端赛多孢的子囊果和新暗色柱节孢的分生孢子器已在前面的章节描述。

尽管一些真菌的子实体在普通的培养基中 1~2 周形成，但一些真菌在特定培养基中需要延长培养时间到 1~2 个月。不同的菌属对光照、气温和底物类型的需求不同，这可能需要通过设置能刺激子实体发育成熟的实验条件来获得。在临床实践中，仅有

Identification of Pathogenic Fungi, Second Edition. Colin K. Campbell, Elizabeth M. Johnson, and David W. Warnock.
© 2013 Health Protection Agency. Published 2013 by Blackwell Publishing Ltd.

真菌感染的临床表现和（或）病理学证据的时候即可证实。

　　在研究子实体中，有顶端和投射照明的平板显微镜用于确定其相对于琼脂表面的位置，检测是否有或无释放孢子的小孔，同时研究从结构中生长出的任何菌丝的性状。从菌落中心小心地分割出子实体，然后转接于载玻片中测量其直径，压碎后分析其内容物。一些子实体较硬，挤压时可能会损坏载玻片。这种情况下，用常规方法清理碎物前需用两张载玻片挤压子实体。这些排列于分生孢子器壁的微结构最好用水溶性封固液如1%的曙红（而非乳酸品红或乳酚）处理后，在油镜下观察。

其他霉菌检索表

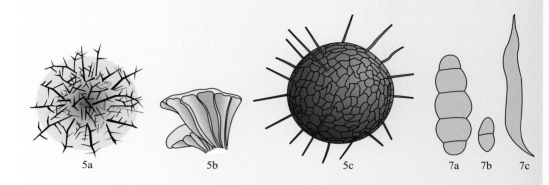

5a   5b   5c   7a   7b   7c

1a	2 周内产生子实体	2
1b	2 周后产生子实体	5
1c	缺乏子实体	9
2a	含有苍白壁的子实体	3
2b	含有暗色壁的子实体	4
3a	白色至浅黄色的菌落	黄褐隐囊霉
3b	暗紫色的菌落	红曲霉
4a	厚壁子囊果的子实体上覆盖褐色长菌丝	毛壳菌属
4b	子实体为分生孢子器，可见薄的平滑的壁	草茎点霉
5a	子实体由松散的网状的暗色菌丝构成	反折黏毛菌
5b	子实体为扁平状，苍白色，含有菌褶	普通裂褶菌
5c	子实体为黑色，有清晰的壁	6
6a	子实体为子囊果，包含子囊	7
6b	子实体为分生孢子器	8
7a	子囊孢子较大，通常为 5 个细胞	塞内加尔小球腔菌
7b	子囊孢子为小的双细胞，呈交错的盆状的子囊果壁	罗萨梯新龟甲形菌

7c	子囊孢子为长的、弯曲的，伴有逐渐变细的终端	何德毛结节菌
8a	分生孢子较大，成熟后呈双细胞	可可毛色二孢菌
8b	分生孢子为小的、单细胞，含有尖刺的分生孢子器	罗麦卢棘壳孢
9a	菌落呈平坦或有褶皱，天鹅绒状，伴有弥散的褐色色素	足菌肿马杜拉菌
9b	菌落呈圆形的、致密的絮状，没有弥散的色素	灰色马杜拉菌

黄褐隐囊霉（*Aphanoascus fulvescens*）

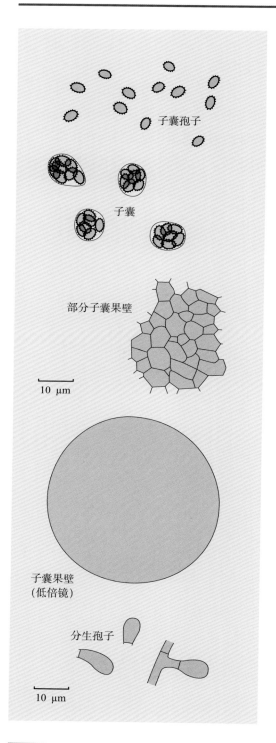

子囊孢子

子囊

部分子囊果壁

10 μm

子囊果壁
（低倍镜）

分生孢子

10 μm

菌落形态

30 ℃　　葡萄糖蛋白胨琼脂培养基

直径	25 mm / 周
表面形态	平坦
质地	粉末至毛毡样
颜色	白色至奶白色
背面	无色

显微镜下特征

30 ℃

主要特征　　大量的棒状的分生孢子；培养时间较长的菌落可在近中心处发育出圆形的子实体

子实体　　大的子囊果，直径290~500 μm，无色至淡褐色，伴有无开口的平滑的厚壁；破裂后释放卵圆形到椭圆形的子囊，每个子囊包含8个子囊孢子

孢子　　子囊孢子淡褐色，镜片状至碟状，最大 5 μm×3.5 μm，伴有明显粗糙的壁；分生孢子呈大的棒状，粗糙，含有截短的基底［见嗜角质金孢子菌（*Chrysosporium keratinophilum*）］

鉴别诊断

菌落形态　　毛癣菌属、金孢子菌属

镜下特征　　曲霉属的子囊果，但是其
　　　　　　分生孢子形态不同于黄褐
　　　　　　隐囊霉

有性期

黄褐隐囊霉是金孢子菌属的有性状态，
与嗜角质金孢子菌非常相似。

临床意义

亲土性微生物，皮肤感染罕见。

红曲霉（*Monascus ruber*）

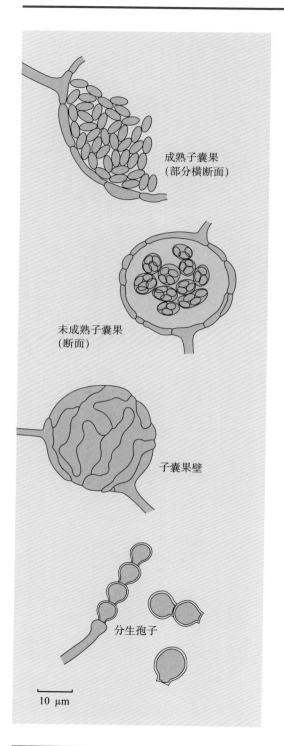

成熟子囊果
（部分横断面）

未成熟子囊果
（断面）

子囊果壁

分生孢子

10 μm

菌落形态

30 ℃　葡萄糖蛋白胨琼脂培养基

直径	40 mm / 周
表面形态	平坦状，扩展
质地	薄，絮状
颜色	淡红，灰色至紫色，逐渐变灰
背面	暗红紫色

显微镜下特征

30 ℃

主要特征	很多圆形、薄壁子囊果；通常有分生孢子链
子实体	短茎样的菌丝产生褐色、圆形、薄壁的子囊果；成熟的子囊果充满松散的子囊孢子，但是不成熟期的子囊果中可以清楚看见子囊
孢子	子囊孢子为卵圆形，5.5~6.0 μm × 3.5~4 μm，光滑，无色；圆形无色的分生孢子链，9~10.5 μm × 7~9 μm，扁平的基底，形成于未分化的菌丝中

鉴别诊断

菌落形态   毛壳菌属；奔马赭霉，镰
刀菌属

镜下特征   短帚霉含有相似的缩短的
分生孢子链，但是没有子
囊果

有性期

红趋基孢霉（*Basipetospora rubra*）。

临床意义

腹膜炎和深部感染的罕见病因。

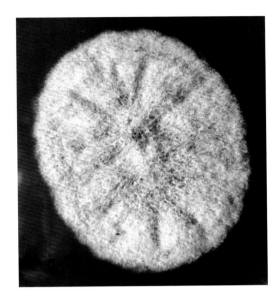

红曲霉属菌落（正面）

毛壳菌属（*Chaetomium* species）

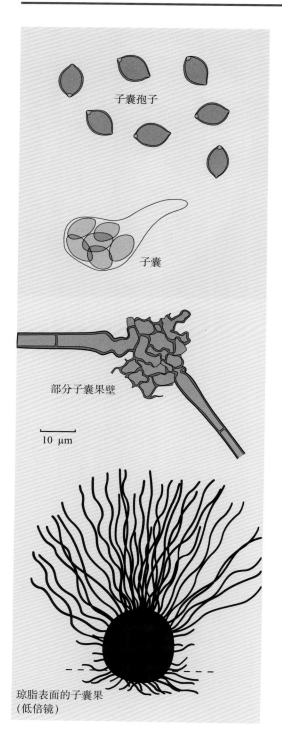

子囊孢子

子囊

部分子囊果壁

10 μm

琼脂表面的子囊果
（低倍镜）

菌落形态

30 ℃　葡萄糖蛋白胨琼脂培养基

直径	30 mm／周
表面形态	平坦
质地	毛毡样
颜色	淡黄色至橄榄绿
背面	奶白色，有时伴弥散的绿色、黄色或红色色素

显微镜下特征

30 ℃

主要特征	在琼脂表面形成大的褐色的子囊果；褐色，柠檬样的子囊孢子
子实体	椭圆形的子囊果，最大直径 280 μm，伴有终端开口，暗褐色子囊果壁，由相互交错的网状的不分枝菌丝组成，波状的暗色菌丝从中呈辐射状展开，子囊果包含球棒状子囊，每个包含 8 个子囊孢子
子囊孢子	浅褐色，柠檬状，9~12 μm × 6~8 μm，有顶孔

鉴别诊断

菌落形态　　棘壳孢菌属的分生孢子器
　　　　　　与毛壳菌属的子囊果相似

临床意义

人类真菌感染的罕见病因。

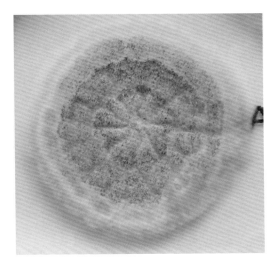

毛壳菌属菌落表现为肉眼可见的暗色子实体

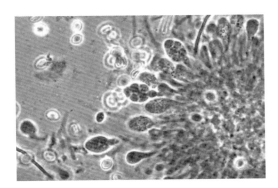

毛壳菌属镜下见子囊中的子囊孢子

草茎点霉（*Phoma herbarum*）

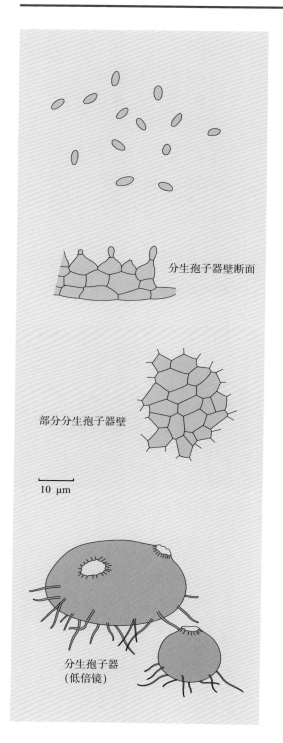

分生孢子器壁断面

部分分生孢子器壁

10 μm

分生孢子器
（低倍镜）

菌落形态

30 ℃　葡萄糖蛋白胨琼脂培养基

直径	25 mm / 周
表面形态	平坦
质地	薄絮状，平铺于潮湿的基底层
颜色	红褐色
背面	浅褐色

显微镜下特征

30 ℃

主要特征	淡褐色的分生孢子器，无色至浅红色分生孢子
子实体	球状至半球状，浅褐色的分生孢子器，同时伴有显著释放分生孢子的开口或小孔
子囊孢子	卵圆形至椭圆形，无色，单细胞分生孢子

鉴别诊断

菌落形态　　霍夫曼烧瓶状霉（*Lecythophora hoffmannii*）

镜下特征　　其他茎点霉属，尽管这些菌属常常缺乏分生孢子器

有性期

未知。

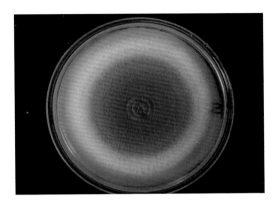

草茎点霉的菌落（正面）

临床意义

人类真菌感染的罕见病因。

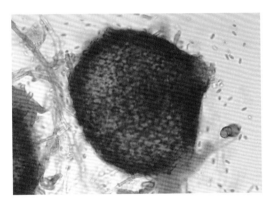

草茎点霉的镜下表现，许多小的孢子从位于分孢子器顶端的小孔中形成

反折黏毛菌（*Myxotrichum deflexum*）

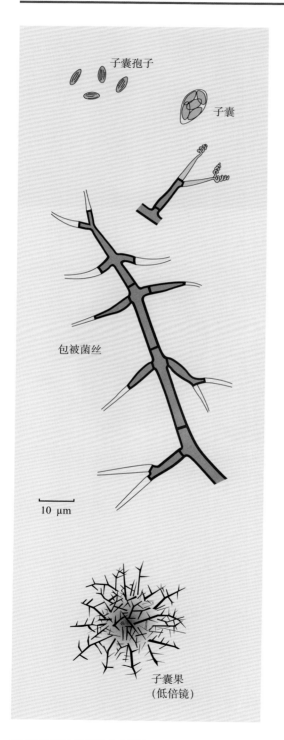

子囊孢子

子囊

包被菌丝

10 μm

子囊果
（低倍镜）

菌落形态

30 ℃　葡萄糖蛋白胨琼脂培养基

直径	15 mm / 周
表面形态	平坦
质地	絮状，可分泌液滴
颜色	灰绿色
背面	红色、伴有弥散的亮橘红色色素

显微镜下特征

30 ℃

主要特征	大的暗褐色，球状分枝菌丝（无壁的子囊果）
子实体	子囊果由相互交错的包被菌丝构成，这些菌丝含有刺样的分枝，每个分枝含有微小的螺旋状的菌丝的终端，里面形成棒状的子囊，包含 8 个子囊孢子
子囊孢子	卵圆形至椭圆形，3.5~5.5 μm × 3 μm，无色至淡黄色，含有纵向的纹理

鉴别诊断

菌落形态　马尔尼菲青霉有相似的弥
　　　　　散的红色色素

镜下特征　裸囊菌科（Gymnoascacae）
　　　　　的其他菌种含有无壁的子
　　　　　囊果，但是其包被菌丝不同
　　　　　于反折黏毛菌

临床意义

亲土性真菌，可能引起甲真菌病。

普通裂褶菌（*Schizophyllum commune*）

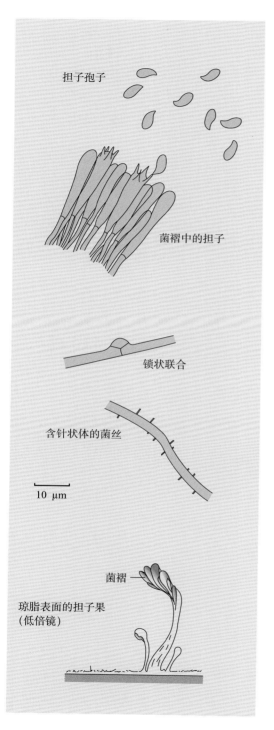

担子孢子

菌褶中的担子

锁状联合

含针状体的菌丝

10 μm

菌褶

琼脂表面的担子果
（低倍镜）

菌落形态

30 ℃　葡萄糖蛋白胨琼脂培养基

直径	70 mm / 周
表面形态	平坦，延长培养期产生隆起的子实体
质地	絮状
颜色	灰白色至浅褐色
背面	奶白色

显微镜下特征

主要特征	无色，有隔菌丝体，通常有锁状联合，菌丝壁上可有微小的针状体
子实体	肾形或蘑菇样的子实体，直径数厘米，形成于中心带；下端形成的菌褶生成担子，每个有4个突出部位支撑一个担孢子
担子孢子	无色，卵圆形至梨形，7 μm × 3 μm

鉴别诊断

菌落形态   其他腐生的担子菌纲产生
相似的、快速生长的、白
色絮状的菌落

镜下特征   其他腐生的担子菌纲亦可
有锁状联合的菌丝，但是
缺少菌丝针状体并含有不
同的子实体

临床意义

担子菌纲很少引起人类疾病，但是有报
道引起深部感染的鼻窦炎和心内膜炎。

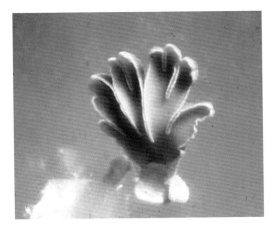

普通裂褶菌培养 6 周后形成子实体

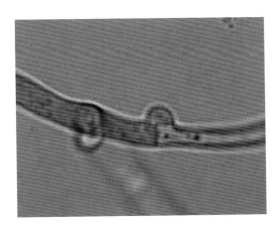

典型的担子纲真菌有锁状联合

塞内加尔小球腔菌（*Leptosphaeria senegalensis*）

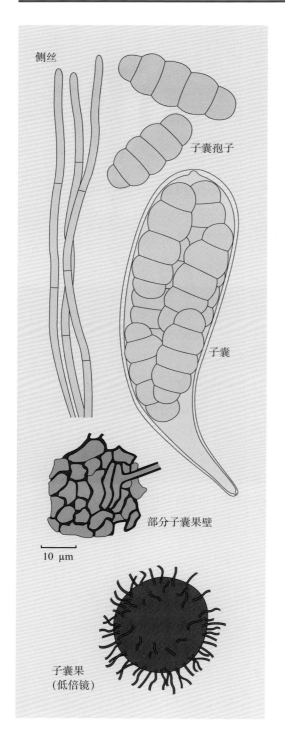

侧丝

子囊孢子

子囊

部分子囊果壁

10 μm

子囊果
（低倍镜）

菌落形态

30 ℃　葡萄糖蛋白胨琼脂培养基

直径	10 mm / 周
表面形态	平坦
质地	絮状
颜色	暗橄榄色，含有灰色的边缘
背面	暗褐色至黑色

显微镜下特征

30 ℃

主要特征	褐色菌丝仅呈现于葡萄糖蛋白胨琼脂中；玉米琼脂1个月后形成子囊果
子实体	大的、黑色的、球状的子囊果，直径 100~300 μm，生长于琼脂的下端，厚壁细胞形成子囊果壁，长的、棒状的子囊，每个含有 8 个子囊孢子，子囊与未分枝的菌丝混合（侧丝）
子囊孢子	卵圆形，通常伴有 4 个隔，23~30 μm × 8~10 μm，有隔间收缩

鉴别诊断

菌落形态　　瓶霉属，枝孢霉属，外瓶霉属

镜下特征　　许多真菌产生下沉的、黑色的子囊果，含有有隔子囊孢子；建议由专家确认

临床意义

是非洲暗色颗粒足菌肿病的致病菌。

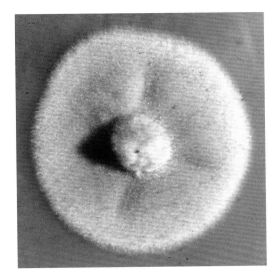

塞内加尔小球腔菌的菌落（正面）

罗萨梯新龟甲形菌（*Neotestudina rosatii*）

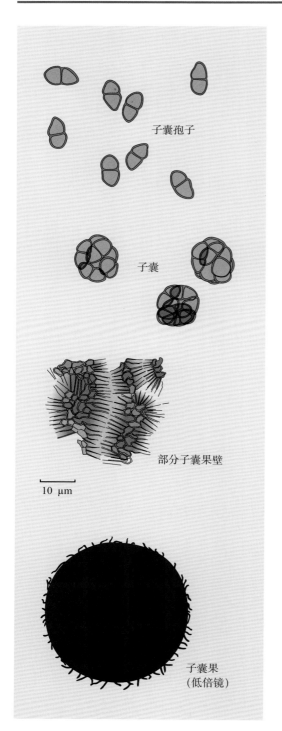

子囊孢子

子囊

部分子囊果壁

10 μm

子囊果
（低倍镜）

菌落形态

30 ℃　葡萄糖蛋白胨琼脂培养基

直径	10 mm / 周
表面形态	平坦，有沟或折叠
质地	皮革状，伴有短的空的菌丝体
颜色	褐色至深灰色
背面	暗褐色

显微镜下特征

30 ℃

主要特征	仅在葡萄糖蛋白胨琼脂中呈褐色菌丝，玉米琼脂1个月后形成黑色的子囊果
子实体	大的，黑色的，球状的子囊果，直径180~900 μm，生长于琼脂的下层，子囊果壁由不规则的成形细胞组成；棒状至圆形的子囊，每个含有8个子囊孢子
子囊孢子	厚壁、褐色，菱形的，9~12.5 μm × 4.5~8 μm，含有1个隔

鉴别诊断

菌落形态　　马杜拉分枝菌属、外瓶霉
　　　　　　属、瓶霉属

镜下特征　　其他不产孢的褐色真菌例
　　　　　　如马杜拉分枝菌属，子囊
　　　　　　果状态需参考专家鉴定

临床意义

浅色颗粒足菌肿病的病因。

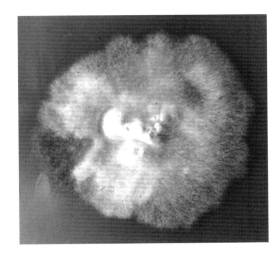

罗萨梯新龟甲形菌（正面）

何德毛结节菌（*Piedraia hortae*）

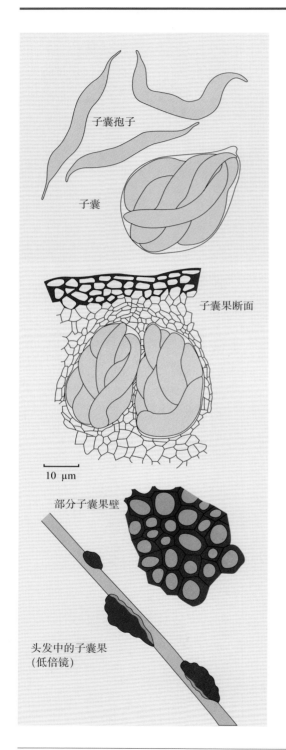

子囊孢子

子囊

子囊果断面

10 μm

部分子囊果壁

头发中的子囊果
（低倍镜）

菌落形态

30 ℃　葡萄糖蛋白胨琼脂培养基

直径	10 mm / 周
表面形态	圆锥状，折叠而有平整的边缘
质地	平滑的，逐渐被短的空心菌丝体覆盖
颜色	暗褐色至黑色
背面	暗褐色至黑色，有时伴有弥散的褐色色素

显微镜下特征

30 ℃

主要特征	厚壁，有隔，含有厚壁孢子的有色菌丝，葡萄糖蛋白胨琼脂中较少产生黑色的子囊果
子实体	子囊果（仅在被感染的头皮头发中产生），大小和形状不一，嵌入硬的、黑色的子座中；通常包含数个椭圆形的子囊，每个子囊含有 8 个子囊孢子
子囊孢子	无色，圆柱状，无隔，伴有弯曲的终端，逐渐变细呈发状突起

鉴别诊断

菌落形态   其他暗褐色的菌落

镜下特征   马杜拉分枝菌属和其他不产孢黑色霉菌，如果临床详细资料怀疑为感染而非黑色毛结节菌病，则子囊果的状态需由专家进行鉴定

临床意义

该菌是黑色毛结节菌病病原菌，是南美洲、中美洲南部、中部，以及东南亚和太平洋岛的南部热带潮湿地区头皮头发感染的常见病原菌。

可可毛色二孢菌（*Lasiodiplodia theobromae*）

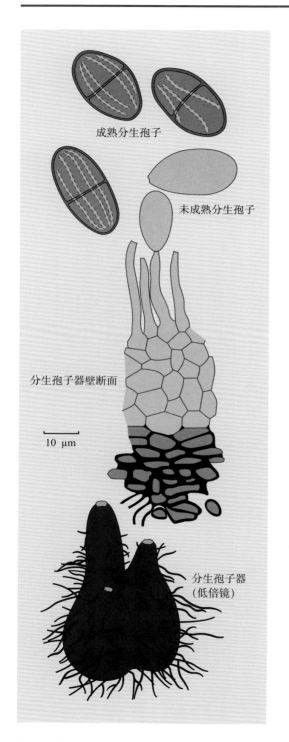

成熟分生孢子

未成熟分生孢子

分生孢子器壁断面

10 μm

分生孢子器
(低倍镜)

菌落形态

30 ℃　葡萄糖蛋白胨琼脂培养基

直径	90 mm / 周
表面形态	气生菌丝生长茂盛，充满培养基盖顶
质地	絮状
颜色	灰色至褐黑色
背面	黑色

显微镜下特征

30 ℃

主要特征	褐色菌丝仅在葡萄糖蛋白胨琼脂中产生；在玉米或其他营养不丰富的培养基中萌出分生孢子器的子座
子实体	大的、黑色的、烧瓶状的分生孢子器子座，最大直径 5 mm；由数个分生孢子器组成，每个有宽的小孔，释放许多无色或暗褐色的分生孢子
子囊孢子	无色、椭圆形、无隔的分生孢子，20~30 μm × 10~15 μm 时变成暗褐色和有隔，伴有纵形的纹理和缩短的基底

鉴别诊断

菌落形态　新暗色柱节孢 (*Neoscytalidium dimidiatum*)

镜下特征　其他有单隔的分生孢子器或子囊孢子的霉菌

有性期

罗丁葡萄座腔霉 (*Botryosphaeria rhodina*)。

临床意义

角膜和甲感染的罕见病因。

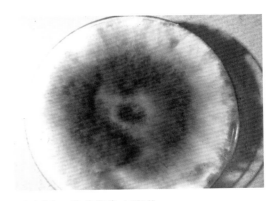

可可毛色二孢菌培养（正面）

罗麦卢棘壳孢（*Pyrenochaeta romeroi*）

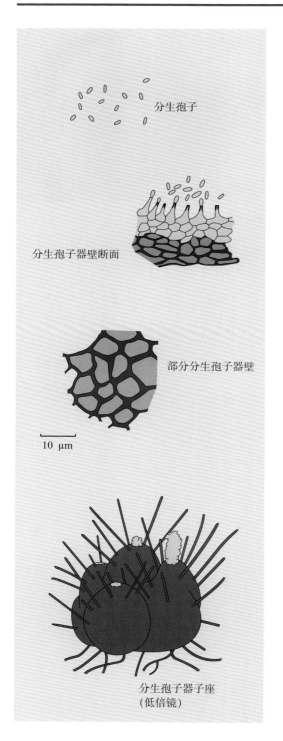

分生孢子

分生孢子器壁断面

部分分生孢子器壁

10 μm

分生孢子器子座
（低倍镜）

菌落形态

30 ℃　葡萄糖蛋白胨琼脂培养基

直径	10 mm / 周
表面形态	平坦至圆顶状
质地	致密的绒毛状至絮状
颜色	银灰色
背面	橄榄黑

显微镜下特征

30 ℃

主要特征　　褐色的有隔菌丝，数周后
　　　　　　形成褐黑色分生孢子器

子实体　　　卵圆形至圆柱状，褐黑色
　　　　　　分生孢子器，80~150 μm，
　　　　　　暗色菌丝从厚的、多层的
　　　　　　分生孢子壁呈刺状突出

子囊孢子　　无色，椭圆形分生孢子，
　　　　　　2 μm × 1 μm，从位于分生
　　　　　　孢子器壁内层的短烧瓶状
　　　　　　的管形瓶中形成，同时以
　　　　　　黏滴状从小孔中出现

鉴别诊断

菌落形态　与灰色马杜拉菌是相同的，该菌属的一些分离株为罗麦卢棘壳孢的非分生孢子器形式；一些瓶霉属和枝孢瓶霉相似

镜下特征　茎点霉属，但它们在分生孢子器中没有刺状的菌丝

有性期

未知。

临床意义

在南美，是暗色颗粒足菌肿病的病因。

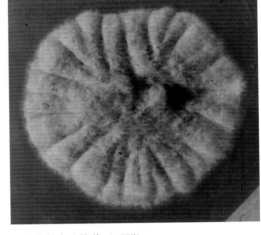

罗麦卢棘壳孢培养（正面）

人甲棘壳孢（*Pyrenocheta unguis hominis*）

该菌种与罗麦卢棘壳孢相似，但人甲棘壳孢的分生孢子器由更长的、分枝的分生孢子排列，是甲真菌病的罕见病原菌。

足菌肿马杜拉菌 (*Madurella mycetomatis*)

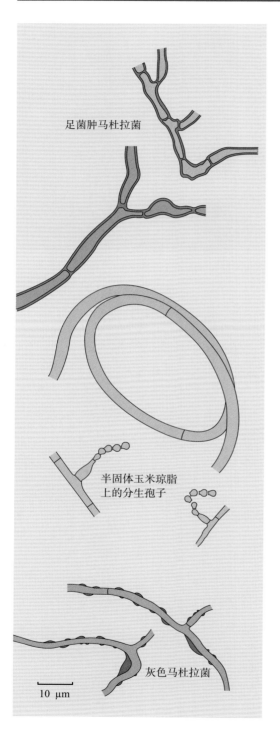

足菌肿马杜拉菌

半固体玉米琼脂
上的分生孢子

灰色马杜拉菌

10 μm

菌落形态

30 ℃　葡萄糖蛋白胨琼脂培养基

直径	20 mm / 周
表面形态	平坦，中间隆起和放射状的折叠
质地	茸毛状
颜色	奶白色、黄色或橄榄褐色
背面	苍白色，有时伴有褐色的弥散的色素

显微镜下特征

30 ℃

主要特征	通常是不育有色素菌丝体，有时含有厚壁孢子，在特殊的培养基中一些菌株可能产生瓶梗（半固状的玉米培养基）
分生孢子	小的、卵圆形至圆形，从侧端瓶梗的尖端产生

鉴别诊断

菌落形态	灰色马杜拉菌属，其他褐色菌落的霉菌
镜下特征	灰色马杜拉菌属，其他褐色的不产孢霉菌

注：暗色颗粒足菌肿临床和组织学上的诊断需要明确鉴定。

有性期

未知。

临床意义

热带及亚热带地区暗色颗粒足菌肿常见的病原体。

灰色马杜拉菌（*Madurella grisea*）

热带地区暗色颗粒足菌肿病的另一种病因，近期 DNA 分析显示该类菌种的菌株代表数个不相关的真菌。然而，它们的菌落形态相似，不同于足菌肿马杜拉菌，它们产生黑色、绒毛状的菌落，同时最适的生长温度为 30 ℃左右（足菌肿马杜拉菌最适温度为 37 ℃）。

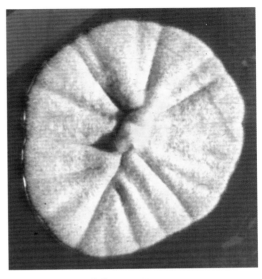

足菌肿马杜拉菌菌落（正面）

10 酵母菌的鉴定（Identification of Yeasts）

引言

酵母菌（yeast）是一种单细胞性真菌，其菌体细胞形态为圆形、卵圆形或长条形，或者为芽生孢子（blastospores）形态，后者由产胞细胞表面出芽繁殖产生。芽可以从母代细胞上分离，也可以附着于母代细胞上再由其本身产生新的芽，通过这种方式形成链状细胞结构。假菌丝（pseudohypha）是链状排列的酵母细胞，这些细胞在出芽前变得细长并且彼此附着。与真菌丝（hypha）不同，假菌丝相邻的细胞间有一明显缩窄。念珠菌属（Candida）和毛孢子菌属（Trichosporon）中的一些菌种除能产生假菌丝外，还可产生真菌丝。有些真菌的菌丝，如第三章所述的真菌，通过离断形成单个细胞的链状结构，这种结构称为节孢子（arthrospores）。尽管白地霉（Geotrichum candidum）是一种能产生节孢子的丝状菌，但其菌落形态与头状螺旋地霉（Saprochaete capitata）（既往称为头状芽生裂殖菌，Blastoschizomyces capitatus）和毛孢子菌（Trichosporon species）的菌落形态相似，因此被纳入本章。

危险度分级（hazard group）3 级中的一些双相真菌形成的孢子，可以直接在临床样本中观察到，但在真菌培养基上生长缓慢，尤其是来自血液或骨髓的标本。这部分在第 4 章描述。

酵母菌既不是一种自然的分类，也不是一种正式的分类，而是一种生长的形态，这种生长形态可以见于子囊菌门（Ascomycota）和担子菌门（Basidiomycota）中多种无关联的真菌。在 21 世纪初期，出现了很多有关这类真菌的分子系统发育学研究。这些研究所达成的一个共识是：一些菌属具有高度多样性，种属内的一些菌种具有不同的遗传背景，因此其实是互不相关的。例如，变形真菌（anamorphic fungi）之一的念珠菌包含大约 200个菌种左右，其中有至少 10 个不同的有性属，如棒孢酵母属（Clavispora）、得巴利酵母属（Debaryomyces）、伊萨酵母属（Issatchenkia）、克鲁维酵母属（Kluyveromyces）和毕赤酵母属（Pichia），属于子囊菌门（Ascomycota）、酵母目（Saccharomycetales）。

第二个系统发育学研究结果认为：很多被人们长期公认的酵母菌菌株实际上是一类复合体，这些复合体由一些密切相关、形态学和生理学相近的菌株组成。例如，近平滑念珠菌（Candida parapsilosis）复合体由三种不同的菌种组成：近平滑念珠菌、拟平滑念珠菌（C. orthopsilosis）和似平滑念珠菌（C. metapsilosis）。同样的，人们也

Identification of Pathogenic Fungi, Second Edition. Colin K. Campbell, Elizabeth M. Johnson, and David W. Warnock.
© 2013 Health Protection Agency. Published 2013 by Blackwell Publishing Ltd.

从光滑念珠菌（*C. glabrata*）的分离株中发现与光滑念珠菌联系密切、表型难以区别的布拉加念珠菌（*C. bracarensis*）和尼瓦念珠菌（*C. nivariensis*）。这些通过传统方法鉴定的菌株在表型上难以被人们区分，因此本章节仍旧保留着这些传统的菌株名称。

本章中最重要的担子菌门酵母菌是隐球菌属（*Cryptococcus*）、马拉色菌属（*Malassezia*）和毛孢子菌属（*Trichosporon*）中具有变形阶段的真菌。人们从新生隐球菌（*Cryptococcus neoformans*）的五种血清型中划分出两种菌种。血清型 A 和血清型 D 是人们目前公认的新生隐球菌变种，分别被命名为新生隐球菌格鲁比变种（*Cr. neoformans* var. *grubii*）和新生隐球菌新生变种（*Cr. neoformans* var. *neoformans*）。血清型 AD 是一种杂交型变种。过去人们认为血清型 B 和血清型 C 是新生隐球菌的第三种变种，但是现在这两种血清型被视作一种独立的菌种：格特隐球菌。血清型 A 和血清型 D 菌株能够产生新生线黑粉菌（*Filobasidiella neoformans*），血清型 B 和血清型 D 菌株产生菌孢线黑粉菌（*Filobasidiella bacillispora*）。

最近，人们新认识了三个马拉色菌菌种：两个亲脂性的菌株糠秕马拉色菌（*M. furfur*）和合轴马拉色菌（*M. sympodialis*），以及一个非专性亲脂菌株厚皮马拉色菌（*M. pachydermatis*）。人们基于分子鉴定扩大了糠秕马拉色菌复合体的范围，该复合体包括合轴马拉色菌和 7 个新分类，分别为球形马拉色菌（*M. globosa*）、钝形马拉色菌（*M. obtusa*）、限制马拉色菌（*M. restricta*）、斯洛菲马拉色菌（*M. slooffiae*）、皮肤马拉色菌（*M. dermatis*）、日本马拉色菌（*M. japonica*）和大和马拉色菌（*M. yamatoensis*）。该复合体的其他菌种只在动物中报道过。引起花斑糠疹的主要菌种为球形马拉色菌和合轴马拉色菌，有时也可由糠秕马拉色菌和斯洛菲马拉色菌引起。人们很难区分这些菌种，因此易将其视作糠秕马拉色菌复合体中的成员。厚皮马拉色菌常引起动物耳部感染和脂溢性皮炎，也可能引起人类的机会性感染，但是该菌不是糠秕马拉色菌复合体的成员之一。厚皮马拉色菌与糠秕马拉色菌复合体成员较易鉴别，因为厚皮马拉色菌无亲脂性，可以在常规真菌培养基上生长，但与念珠菌相比生长不良。

过去人们认为白杰尔毛孢子菌（*Trichosporon beigelii*）是毛孢子菌属中最重要的人类病原体。人们根据分子鉴定结果对属的分类学进行了修改，至少 30 个菌种被重新认识。目前认为其中四种菌株：阿萨希毛孢子菌（*T. asahii*）以及少见的黏质毛孢子菌（*T. mucoides*）、皮瘤毛孢子菌（*T. inkin*）和鲁伯瑞毛孢子菌（*T. louberi*）可以引起人类的系统性感染。皮瘤毛孢子菌是引起阴毛白毛结节菌病（white piedra）的主要病原体，而卵

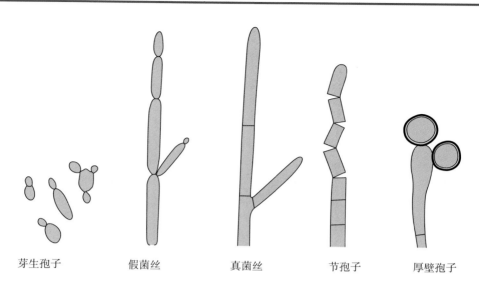

| 芽生孢子 | 假菌丝 | 真菌丝 | 节孢子 | 厚壁孢子 |

形毛孢子菌（*T. oviides*）则与头发的毛结节病（piedra）有关。与糠秕马拉色菌复合体一样，这些菌种在形态学和生理学层面很难区分，容易被人们简单归入毛孢子菌属中。

对酵母菌的准确鉴定需要联合形态学、生理学和生化学的检测方法。所依据的形态学特征包括菌落的颜色、细胞的大小和形状、细胞周围有无荚膜、真菌丝或假菌丝的形成和厚壁孢子的产生。化学检测包括葡萄糖同化和糖发酵，以及硝酸盐和尿素的同化试验。基于葡萄糖同化试验的商业化检测系统可以鉴定出大多数导致人类感染的酵母菌。但是为了避免仅作生化鉴定造成的混淆，形态学的鉴定也是十分必要的。此外，还有一些简单的检测手段可以用于某些重要酵母菌的快速推测性鉴定。例如血清芽管试验可以用于白念珠菌和与其密切相关的都柏林念珠菌（*C. dubliniensis*）、非洲念珠菌（*C. africana*）的快速鉴定，尿素酶实验可以用于隐球菌的鉴定，快速海藻糖试验可以用于光滑念珠菌的鉴定。

产色培养基

市售的很多固体培养基在琼脂中加入了多种产色底物，这些培养基可用于念珠菌菌种的检测和初步鉴定。产色底物能被种特异性酶水解，例如 β-氮-乙酰氨基己糖苷酶，根据酶解产物的不同，次级代谢酶不同，β-葡萄糖苷酶或者 β-磷酸酶，通过这种酶促反应产生的颜色变化进行菌种鉴定。被检测的菌种数量取决于产品。产色培养基有助于发现混合酵母菌感染的存在，尤其是在血液培养中出现的混合真菌感染。

芽管实验

使用原始分离株或纯化菌株进行芽管实验可以快速鉴定白念珠菌（*C. albicans*）、都柏林念珠菌（*C. dubliniensis*）、非洲念珠菌（*C. africana*）。实验方法：从培养平板中用菌环挑取单个菌落，混悬在 0.5 ml 无菌马血清中，在 37 ℃孵育 2~3 小时。孵育完毕后取一滴悬浮液置于载玻片上，盖上盖玻片，显微镜下观察。如果细胞产生短菌丝，母代细胞和菌丝之间的交界处没有收缩，则分离株是白念珠菌、都柏林念珠菌或者非洲念珠菌。该实验尚有不足之处。在很多阳性结果中，能产生芽管的芽生孢子不足 10%：约 5% 的白念珠菌分离株不能产生芽管；血清过度孵育可抑制芽管形成；孵育时间过短可致错误的阴性结果：2 小时是最短的孵育时间，而不是最长的孵育时间。人们经常混淆白念珠菌和热带念珠菌（*C. tropicalis*），因为在芽管试验中后者可以产生假菌丝，但是热带念珠菌的亲代细胞和假菌丝间可观察到缩窄。

荚膜产生

新生隐球菌（*Cryptococcus neoformans*）和格特隐球菌（*Cryptococcus gattii*）菌体周围有圆形至椭圆形的多糖荚膜。当菌体置于暗色胶态液体中可以检测出荚膜，例如印度墨汁就是一种暗色胶体，对荚膜不具有穿透性。实验方法：从培养平板中用菌环挑取单个菌落，加一滴 50% 含水墨汁，制成涂片，进行光学显微镜检查。如果存在荚膜，可见细胞周围环绕一明亮区域。应考虑新生隐球菌（*Cr. neoformans*）和格特隐球菌（*Cr. gattii*），但是荚膜的存在不能明确区分二者。该实验的不足之处在于部分隐球菌菌株荚膜缺失，以及不能排除菌体传代后荚膜缺失的可能。

尿素酶实验

水解尿素的能力有助于推断鉴定担子菌酵母，如隐球菌（*Cryptococcus*）、红酵母（*Rhdotorula*）和毛孢子菌（*Trichosporon*）。实验方法：从原始分离株中用菌环挑取单个菌落，接种在 Christensen 尿素培养基斜面上，30 ℃孵育 4 天。从黄到粉色的颜色变化可以对分离株进行推测性鉴定。细菌污染也可能导致培养基颜色变化。

刀豆氨酸 - 甘氨酸 - 溴麝香草酚蓝琼脂（CGB 培养基）

这种培养基是区分新生隐球菌和新生格特隐球菌最可靠的方法之一。实验方法：

从原始分离株中用菌环挑取单个菌落在琼脂表面划线，30 ℃孵育 1~5 天。格特隐球菌（血清型 B 和 C）使培养基变成深蓝色，而新生隐球菌血清型 A 和血清型 D 使培养基呈黄绿色。

形态学检查

镜下观察酵母菌株形态是必要的，可以避免因生化特性相同导致的错误鉴定。生长在微需氧条件下的菌体在玉米或其他含淀粉培养基如大米培养基上可以刺激菌丝、假菌丝、节孢子和厚壁孢子的形成。在培养基（玉米粉琼脂）表面，用接种环在中心进行接种。接种处上覆无菌盖玻片，30 ℃孵育最少 48 小时。放置最多 1 周，除去平板的盖子，置于显微镜低倍镜下观察盖玻片上的生长。厚壁孢子（需要在玉米粉琼脂培养基上生长 4 天）的出现表明是白念珠菌和都柏林念珠菌，非洲念珠菌不产生厚壁孢子，这是一个鉴别点。使用察氏加吐温 80 往往促使厚壁孢子在 24 小时内产生，如果只有假菌丝产生，则分离株是除白念珠菌之外的其他念珠菌。如果出现节孢子，则考虑毛孢子菌。但是应该指出的是，季也蒙念珠菌（*Candida guilliermondii*）需要 3~4 天的培养产生假菌丝，而毛孢子菌需要相同的时间产生节孢子。

生化试验

现在大多数实验室使用商业鉴定系统来确定酵母菌株的生化特性。这些试剂盒操作耗时少，易于理解，与传统的同化和发酵方法相比鉴定菌株更快，经典传统方法已被试剂盒取代。根据一些可获取的丰富的数据库可以识别很多菌种，而另外一些菌种则被限定在一定的范围内。本章中所描述的菌株的全部生化特性信息可在大多数商业鉴定系统中检索到。为方便起见，对比菌种所需要的主要同化反应和发酵反应列在表 10-1 和表 10-2 中。

体外药敏试验

有效的局部和全身性药物用于治疗酵母菌感染，抗菌谱覆盖所有的主要致病菌，为多种疾病提供选择。表 10-3 提供的信息比较了系统抗真菌药物对本章中所描述的酵母菌种的药敏情况。

表 10-1　同化反应

	GLU	GAL	SUC	MAL	LAC	RAF	CEL	RHA	TRE
C. albicans	+	+	+	+	−	−	−	−	+
C. dubliniensis	+	+	+	+	−	−	−	−	+
C. glabrata	+	−	−	−	−	−	−	−	+
C. guilliermondii+		+	+	+	−	+	+	V	+
C. kefyr	+	+	+	−	+	+	V	−	V
C. krusei	+	−	−	−	−	−	−	−	−
C. lipolytica	+	−	−	−	−	−	−	−	−
C. lusitaniae	+	V	+	+	−	−	+	+	+
C. parapsilosis	+	+	+	+	−	−	−	−	+
C. pelliculosa	+	V	+	+	−	V	+	−	+
C. tropicalis	+	+	V	+	−	−	V	−	+
Cr. gattii	+	+	+	+	−	V	+	+	+
Cr. neoformans	+	+	+	+	−	V	+	+	+
G. candidum	+	+	−	−	−	−	−	−	−
R. glutinis	+	+	+	+	−	+	+	V	+
S. cerevisiae	+	+	+	+	−	+	−	−	V
S. capitata	+	+	−	−	−	−	−	−	−
T. asahii	+	+	V	+	+	−	+	+	V
T. inkin	+	V	+	+	+	−	+	−	+
T. mucoides	+	+	+	+	+	+	+	+	+
T. ovoides	+	+	+	+	+	V	+	+	+ (D)

注：GLU，葡萄糖；GAL，半乳糖；SUC，蔗糖；MAL，麦芽糖；LAC，乳糖；RAF，棉子糖；CEL，纤维二糖；RHA，鼠李糖；TRE，海藻糖。
V，可变反应。(D)，延迟反应。

表 10-2   同化、发酵和其他反应

	GLU	SUC	MAL	LAC	TRE	NIT	URE
C. albicans	+	−	+	−	+	−	−
C. dubliniensis	+	−	+	−	+	−	−
C. glabrata	+	−	−	−	+	−	−
C. guilliermondii	+	+	−	−	+	−	−
C. kefyr	+	+	−	+	−	−	−
C. krusei	+	−	−	−	−	−	−
C. lipolytica	−	−	−	−	−	−	+
C. lusitaniae	+	+	V	−	+	−	−
C. parapsilosis	+	−	−	−	−	−	−
C. pelliculosa	+	+	V	−	−	+	−
C. tropicalis	+	+	+	−	+	−	−
Cr. gattii	−	−	−	−	−	−	+
Cr. neoformans	−	−	−	−	−	−	+
G. candidum	−	−	−	−	−	−	−
R. glutinis	−	−	−	−	−	+	+
S. cerevisiae	+	+	+	−	V	−	−
S. capitata	−	−	−	−	−	−	−
T. asahii	−	−	−	−	−	−	+
T. inkin	−	−	−	−	−	−	+
T. mucoides	−	−	−	−	−	−	+
T. ovoides	−	−	−	−	−	−	+

注：GLU，葡萄糖发酵；SUC，蔗糖发酵；MAL，麦芽糖发酵；LAC，乳糖发酵；TRE，海藻糖发酵；NIT，硝酸盐同化反应；URE，尿素酶产生。

表 10-3　体外抗真菌药物敏感性实验

	AMB	FLY	FLZ	ITR	POS	VOR	ANI	CAS	MIC
C. albicans	+++	+++	+++	+++	+++	+++	+++	+++	+++
C. dubliniensis	+++	+++	+++	+++	+++	+++	+++	+++	+++
C. glabrata	++	++	++	++	++	++	+++	+++	+++
C. guilliermondii	++	+++	++	+++	+++	+++	++	++	++
C. kefyr	++	+++	+++	+++	+++	+++	+++	+++	+++
C. krusei	++	++	−	++	+++	+++	+++	+++	+++
C. lipolytica	+++	+++	+++	+++	+++	+++	+++	+++	+++
C. lusitaniae	++	++	+++	+++	+++	+++	+++	+++	+++
C. parapsilosis	+++	+++	+++	+++	+++	+++	+++	++	++
C. pelliculosa	+++	+++	++	++	++	++	+++	+++	+++
C. tropicalis	+++	++	+++	+++	+++	+++	+++	+++	+++
Cr. gattii	+++	++	+++	++	+++	+++	−	−	−
Cr. neoformans	+++	++	+++	++	+++	+++	−	−	−
G. candidum	+++	+++	+	++	+++	+++	−	−	−
M. pachyfermatis	+++	−	+++	+++	+++	+++	−	−	−
R. glutinis	+++	+++	−	+	+	+	−	−	−
S. cerevisiae	+++	++	++	++	++	+++	+++	+++	+++
S. capitata	+++	++	−	++	+++	+++	−	−	−
T. asahii	+	+	+++	++	++	+++	−	−	−
T. inkin	++	+	+++	++	++	+++	−	−	−

注：+++ 大部分敏感个别菌株耐药。

++ 药物对菌株中等敏感，一些菌株明显耐药。

+ 耐药或大部分菌株药物敏感性降低。

− 药物对菌株无活性。

AMB，两性霉素 B；FLY，氟胞嘧啶（5-氟胞嘧啶）；FLZ，氟康唑；ITR 伊曲康唑；POS，泊沙康唑；VOR，伏立康唑；ANI，阿尼芬净；CAS，卡泊芬净；MIC，米卡芬净。

酵母菌鉴定培养基（Media for yeast identification）

刀豆氨酸 / 甘氨酸 / 溴麝香草酚蓝琼脂（canavanine/glycine/bromothymol blue agar）

该培养基可用于区别新生隐球菌和格特隐球菌。

溶液 A:

甘氨酸	10 g
磷酸二氢钾	1 g
硫酸镁	1 g
L－硫酸刀豆氨酸	1 g
维生素 B_1	1 mg
蒸馏水	100 mL

溶液 B:

溴麝香草酚蓝	0.4 g
0.01M 氢氧化钠	64 mL
蒸馏水	36 mL

将 20 mL 溶液 B 加入 880 mL 蒸馏水中。加入 15 g 琼脂，115 ℃高压灭菌20 分钟。冷却到 50 ℃，加入 100 mL 溶液 A。混匀，分装试管或平板。

克里斯坦森尿素琼脂（Christensen's urea agar）

该培养基可用于新生隐球菌和格特隐球菌的推测性鉴定。注意隐球菌其他菌种、红酵母和毛孢子菌也会产生阳性结果。

葡萄糖	1 g
真菌蛋白胨	1 g
氯化钠	5 g
磷酸二氢钾	2 g
酚红	0.012 g
琼脂	15 g
蒸馏水	1 L

加热溶解。115 ℃高压灭菌 20 分钟。冷却到 50 ℃，加入无菌 40% 的尿素溶液。

燕麦琼脂（cornmeal agar）

该培养基可用于刺激假菌丝、真菌丝、节孢子和厚壁孢子的产生。

燕麦提取物	2 g
琼脂	15 g
蒸馏水	1 L

加热溶解。121 ℃高压灭菌 15 分钟。

察氏加吐温 80 琼脂（Czapek-Dox Plus Tween 80 agar）

该培养基可用于刺激白念珠菌产生厚壁孢子。

蔗糖	30 g
氯化钠	2 g
硝酸钠	2 g
氯化钾	0.5 g
甘油磷酸镁	0.5 g
硫酸钾	0.35 g
硫酸亚铁	0.01 g
琼脂	12 g
吐温 80	10 mL
蒸馏水	1 L

加热溶解。121 ℃高压灭菌 15 分钟。

酵母菌检索表

1a	葡萄糖蛋白胨琼脂培养基上菌落微小	考虑糠秕马拉色菌
1b	葡萄糖蛋白胨琼脂培养基上菌落粉色或红色	考虑红酵母或掷孢酵母（测定生化特性）
1c	葡萄糖蛋白胨琼脂培养基上菌落白色或奶白色	2
2a	芽管试验阳性	白念珠菌、都柏林念珠菌或非洲念珠菌
2b	芽管试验阴性	3
3a	有荚膜	考虑隐球菌（测定生化特性）
3b	无荚膜	4
4a	尿素酶试验阳性	考虑隐球菌或毛孢子菌或厚皮马拉色菌（测定生化特性）
4b	尿素酶试验阴性	5
5a	玉米粉琼脂培养基上见厚壁孢子	白念珠菌或都柏林念珠菌
5b	玉米粉琼脂培养基上无厚壁孢子	6
6a	玉米粉琼脂培养基上见节孢子	7
6b	玉米粉琼脂培养基上无节孢子	8
7a	玉米粉琼脂培养基上见出芽细胞	考虑毛孢子菌或头状螺旋地霉（测定生化特性）
7b	玉米粉琼脂培养基上无出芽细胞；出现 U 形菌丝分枝（菌丝一分为二）	白地霉
8a	玉米粉琼脂培养基上见假菌丝	考虑念珠菌（测定生化特性）
8b	玉米粉琼脂培养基上无假菌丝	测定生化特性

注：很多念珠菌在玉米粉琼脂培养基上不能形成假菌丝。这些念珠菌被正式归入球拟酵母属（*Torulopsis*）分类中。

白念珠菌（*Candida albicans*）

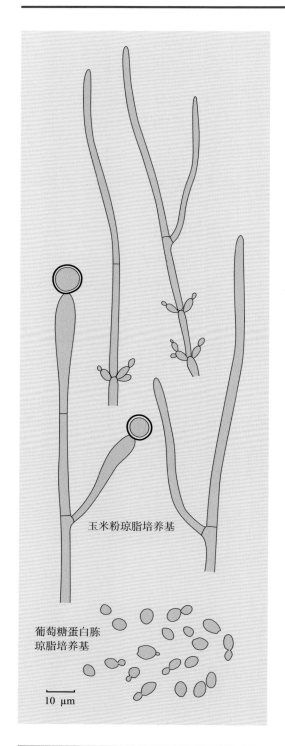

玉米粉琼脂培养基

葡萄糖蛋白胨
琼脂培养基

10 μm

菌落形态

30 ℃　葡萄糖蛋白胨琼脂培养基

颜色　　　　白色到奶油色

表面形态　　闪光，平滑；或者暗的，
　　　　　　粗糙的；可有丝状边缘

显微镜下特征

30 ℃　玉米粉培养基

主要特征　　真菌丝、假菌丝和厚壁孢
　　　　　　子；菌丝间隔处可见簇状
　　　　　　芽生孢子

鉴别诊断

热带念珠菌有类似形态学外观，但是能
发酵蔗糖。

　　都柏林念珠菌（未描述）有相同的
生化特性和形态学外观，但是产生的厚
壁孢子更丰富。

注：白念珠菌可以在 45 ℃ 生长，还原
2,3,5- 氯化三苯四唑，产生糖苷酶。这
些都可以用于白念珠菌和都柏林念珠菌
的鉴别。准确鉴定需要分子生物学分析。

有性期

未知。

临床意义

在糖尿病患者或免疫缺陷人群中可以引起局部、播散性或侵袭性感染，但是更容易引起黏膜、皮肤或指甲感染。虽然根据地方、区域或全球背景以及人口统计研究来看，白念珠菌引起严重感染的比例多有不同，但是世界范围内白念珠菌仍旧是浅部念珠菌病和侵袭性念珠菌病的主要病原体。30%~50%正常人的口腔和胃肠道都有白念珠菌的定植，接受医疗护理的患者有更高的白念珠菌菌株分离率。大多数人类的念珠菌感染为内源性感染。

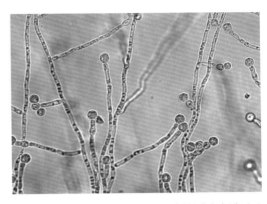

镜下见白念珠菌真菌丝顶端处形成的厚壁孢子（玉米粉琼脂培养基）

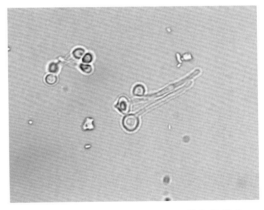

镜下见血清 37 ℃孵育 3 小时白念珠菌芽管形成

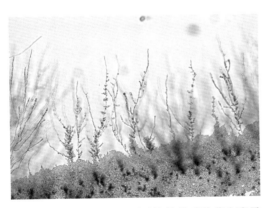

镜下见白念珠菌菌丝间隔处簇状排列的芽生孢子（玉米粉琼脂培养基）

热带念珠菌（*Candida tropicalis*）

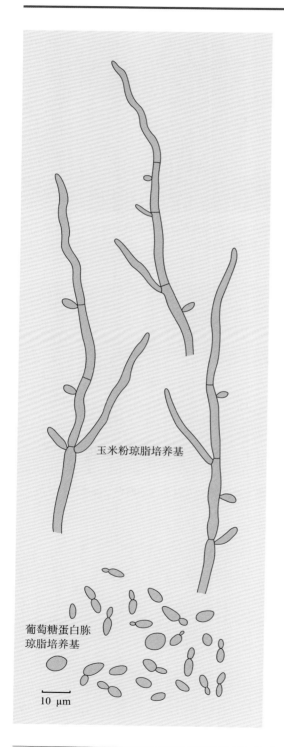

玉米粉琼脂培养基

葡萄糖蛋白胨
琼脂培养基

10 μm

菌落形态

30 ℃　葡萄糖蛋白胨琼脂培养基

颜色　　　　白色到奶油色

表面形态　　闪光、平滑；或者暗的、
　　　　　　粗糙的

显微镜下特征

30 ℃　玉米粉培养基

主要特征　　真菌丝和假菌丝；菌丝隔
　　　　　　膜处见簇状芽生孢子形成；
　　　　　　隔膜间处有时可见单个芽
　　　　　　生孢子

鉴别诊断

白念珠菌（*C. albicans*）有类似形态学外
观，但是能形成厚壁孢子，菌丝隔膜处
芽生孢子缺如，不能发酵蔗糖。

有性期

未知。

临床意义

是干细胞移植患者和恶性血液病患者患侵袭性念珠菌病的主要致病菌之一。该机会性致病菌在北美引起血源性感染占所有血源性感染的第三或者第四位，占南美血源性感染的第二位，在亚太地区该菌引起的血源性感染比光滑念珠菌更常见。热带念珠菌血液分离株对氟康唑抵抗的发生率可以忽略不计。大多人类感染是内源性感染。

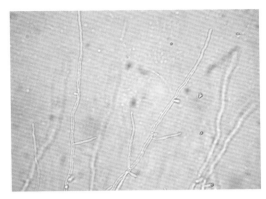

镜下示菌丝和菌丝分隔处的芽生孢子

克柔念珠菌（*Candida krusei*）

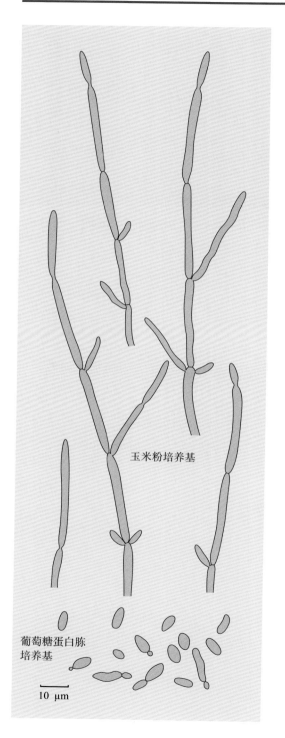

玉米粉培养基

葡萄糖蛋白胨
培养基

10 μm

菌落形态

30 ℃　葡萄糖蛋白胨琼脂培养基

颜色　　　　白色至灰色

表面形态　　扁平，暗沉，光滑

显微镜下特征

30 ℃　玉米粉培养基

主要特征　　可见丰富的假菌丝；假菌丝
　　　　　　最小收缩处生长真菌丝；芽
　　　　　　生孢子呈椭圆形、圆柱形

鉴别诊断

乳酒念珠菌芽生孢子细长，生化特性
不同。

有性期

东方伊萨酵母（*Issatchenkia orientalis*）。

临床意义

可在虚弱的或免疫缺陷患者中引起深部机会性感染，该菌引起的念珠菌血症占大多数国家念珠菌血症的 1%~5%。最值得注意的是该菌对氟康唑先天性耐药，而且常在氟康唑被用作预防用药时出现耐药。同时体外药敏研究显示它对两性霉素 B 和氟胞嘧啶不敏感。

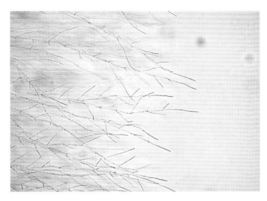

玉米粉培养基镜下示大量丰富的假菌丝

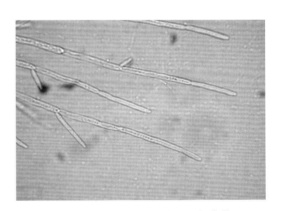

镜下示假菌丝出芽点的最小收缩处生长真菌丝

解脂念珠菌（*Candida lipolytica*）

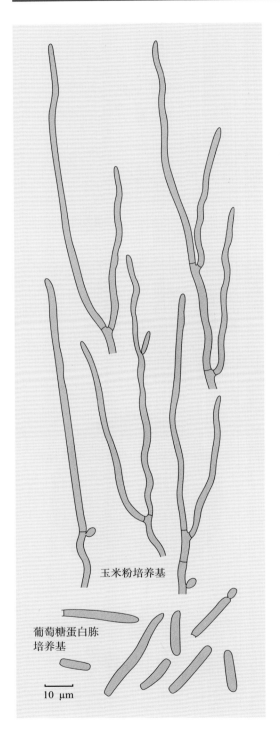

玉米粉培养基

葡萄糖蛋白胨
培养基

10 μm

菌落形态

30 ℃　葡萄糖蛋白胨琼脂培养基

颜色　　　　奶油色

表面形态　　隆起，暗的

显微镜下特征

主要特征　　可见真菌丝和假菌丝；可

见单个或成对、菌丝和菌

丝分隔处的芽生孢子

鉴别诊断

白念珠菌和热带念珠菌也产生真菌丝，
但生化特性不同，不产生尿素酶。

有性期

耶罗维亚解脂酵母（*Yarrowia lipolytica*）。

临床意义

该菌很少引起人类感染。

乳酒念珠菌（*Candida kefyr*）

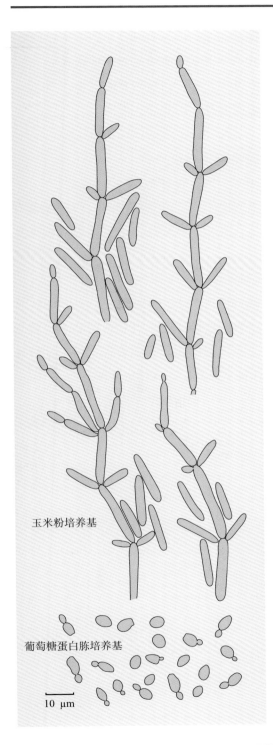

玉米粉培养基

葡萄糖蛋白胨培养基

10 μm

菌落形态

30 ℃　葡萄糖蛋白胨琼脂培养基

颜色　　　　　奶油色

表面形态　　　暗的，光滑

显微镜下特征

30 ℃　玉米粉培养基

主要特征　　　可见大量簇状分离的假菌
　　　　　　　丝，椭圆形的芽生孢子

鉴别诊断

克柔念珠菌生成类似的细长芽生孢子，
生化特性不同。

有性期

马克斯克鲁维酵母菌（*Kluyveromyces marxianus*）。

临床意义

该机会致病菌偶尔引起人类感染。

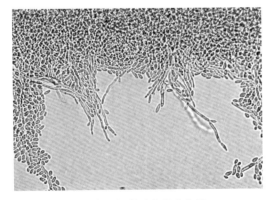

镜下可见簇状分离的假菌丝和芽生孢子

葡萄牙念珠菌 (*Candida lusitaniae*)

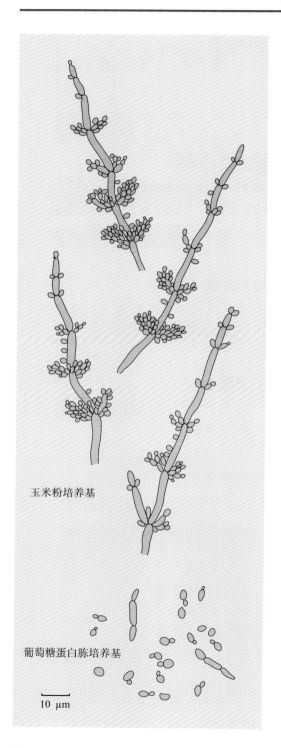

玉米粉培养基

葡萄糖蛋白胨培养基

10 μm

菌落形态
30 ℃　葡萄糖蛋白胨琼脂培养基

颜色　　　　白色到乳白色

表面形态　　光泽，平滑

显微镜下特征
30 ℃　玉米粉培养基

主要特征　　可见假菌丝，假菌丝偶有
　　　　　　分枝，丰富、短椭圆形芽
　　　　　　生孢子

鉴别诊断
克柔念珠菌、近平滑念珠菌和季也蒙念
珠菌有类似的形态学表现，但生化特性
不同，尤其是不同化鼠李糖。

有性期
葡萄牙棒孢酵母（*Clacispora lusitaniae*）。

临床意义
可致恶性血液病患者和其他严重疾病患者的机会性深部感染。值得注意的是该菌在两性霉素 B 治疗过程中逐渐对其耐药，在免疫缺陷的患者引起暴发型念珠菌菌血症。

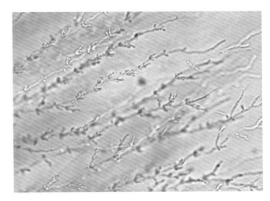

镜下可见沿着假菌丝生长大量丰富的小芽生孢子

近平滑念珠菌（*Candida parapsilosis*）

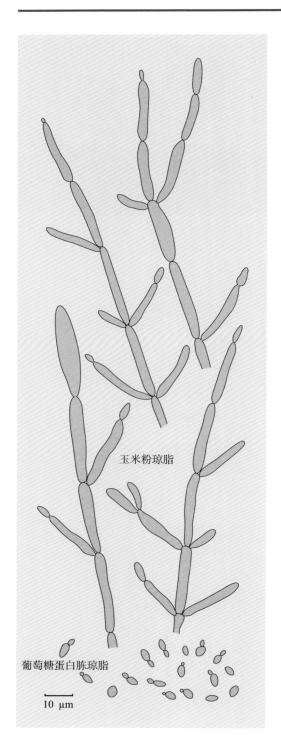

玉米粉琼脂

葡萄糖蛋白胨琼脂

10 μm

菌落形态
30 ℃　葡萄糖蛋白胨琼脂培养基

颜色　　　　　奶油色

表面形态　　　光滑或者暗的、粗糙的

显微镜下特征
30 ℃　玉米粉琼脂

主要特征　　　假菌丝大量分枝，部分假
　　　　　　　菌丝末端细胞膨大，间或
　　　　　　　看到圆形至卵圆形的芽生
　　　　　　　孢子

鉴别诊断
乳酒念珠菌（*C. kefyr*）和季也蒙念珠菌
的菌落外观与近平滑念珠菌相似，但具
有与近平滑念珠菌不同的生物化学特性。

有性期

未知。

临床意义

近平滑念珠菌是皮肤表面常见的共生菌，有时也会引起浅部念珠菌病。它是医护人员手部最常见的念珠菌，并且由于近平滑念珠菌常寄生在植入性导管（如静脉导管和胃肠营养导管等）内，它常引发重症患者的院内感染。此外，本菌还常常引起新生儿血源性感染。

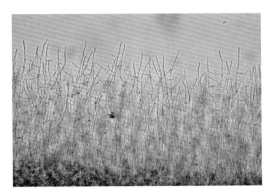

玉米粉琼脂培养基上生长时，近平滑念珠菌的镜下形态显示形成大量菌丝

菌膜念珠菌（*Candida pelliculosa*）

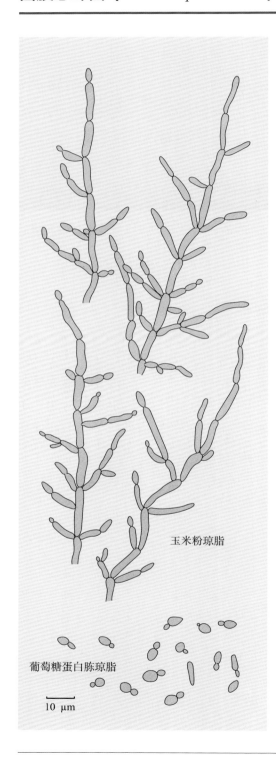

葡萄糖蛋白胨琼脂

10 μm

玉米粉琼脂

菌落形态

30 ℃　葡萄糖蛋白胨琼脂培养基

颜色　　　　白色至奶油色

表面形态　　闪光、平滑或者暗的、粗
　　　　　　糙的

显微镜下特征

30 ℃　玉米粉琼脂

主要特征　　假菌丝大量分枝，可见圆
　　　　　　形至椭圆形的芽生孢子

鉴别诊断

念珠菌属的其他菌种与本菌有相似的形
态学表型，但是与本菌的生化特性不一
样，并且不具备同化硝酸盐的特性。

有性期

异形汉逊酵母（*Hansenula anomala*）。

临床意义

作为机会性致病菌，通过植入性导管引
起有基础疾病人群以及免疫缺陷人群的
深部感染。

季也蒙念珠菌（*Candida guilliermondii*）

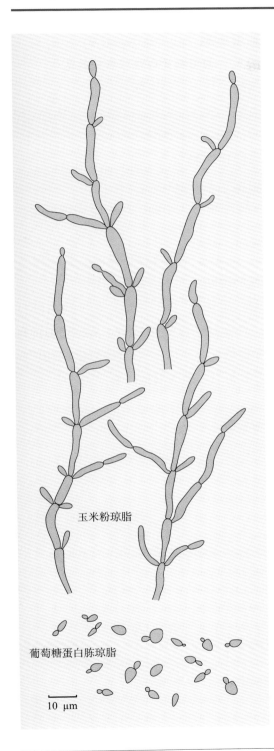

玉米粉琼脂

葡萄糖蛋白胨琼脂

10 μm

菌落形态

30℃　葡萄糖蛋白胨琼脂培养基

颜色　　　　奶油色

表面形态　　闪光、平滑或者暗的、粗
　　　　　　糙的

显微镜下特征

30℃　玉米粉琼脂

主要特征　　假菌丝生长缓慢，可见圆
　　　　　　形至卵圆形的芽生孢子

鉴别诊断

光滑念珠菌（*C. glabrata*）、无名念珠菌（*C. famata*）（未描述）和平常念珠菌（*C. inconspicua*）（未描述）的芽生孢子与本菌相似，但是它们不能形成假菌丝，并且生化特性与本菌不同。

有性期

季也蒙毕赤酵母（*Pichia. guilliermondii*）。

临床意义

作为机会性致病菌引起浅部感染和深部感染，也与散发的医疗感染有关。目前已有研究证实本菌对于两性霉素B、氟康唑和棘白菌素的敏感性下降。

光滑念珠菌（*Candida glabrata*）

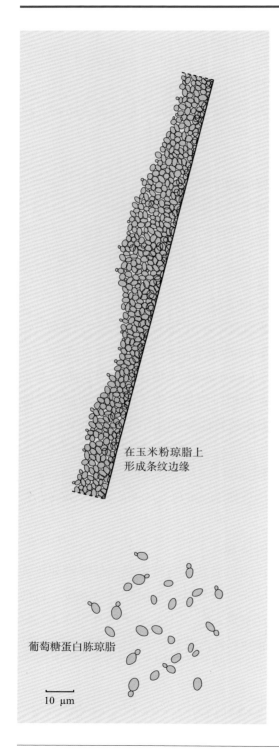

在玉米粉琼脂上
形成条纹边缘

葡萄糖蛋白胨琼脂

10 μm

菌落形态

30 ℃　葡萄糖蛋白胨琼脂培养基

颜色　　　　奶油色

表面形态　　闪光、光滑

显微镜下特征

30 ℃　玉米粉琼脂

主要特征　　小的，圆形至卵圆形芽生
　　　　　　孢子

鉴别诊断

无名念珠菌、平常念珠菌和酿酒酵母
（*Saccharomyces cerevisae*）与本菌具有
相似的形态，但是它们的菌体细胞更大，
并且具有不同的生化特性。

有性期

未知。

临床意义

本菌主要引起黏膜和深部感染。在某些国家，由光滑念珠菌所引起的血源性感染占所有血源性感染的第二位。由其引起的血源性感染在婴儿以及儿童中较少见，但随着年龄的增长，其发病率也增加。文献报道5%~10%引发血源性感染的近平滑念珠菌分离株对氟康唑抵抗，正因如此，由本菌所引起的血源性感染越来越受到重视。另外，也有研究发现，本菌可以对其他唑类药物产生交叉耐药。

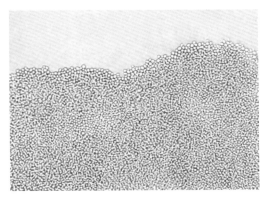

玉米粉琼脂培养基上生长时，光滑念珠菌的镜下形态显示只有芽生孢子的产生

新生隐球菌和格特隐球菌（*Cryptococcus neoformans* and *Cryptococcus gattii*）

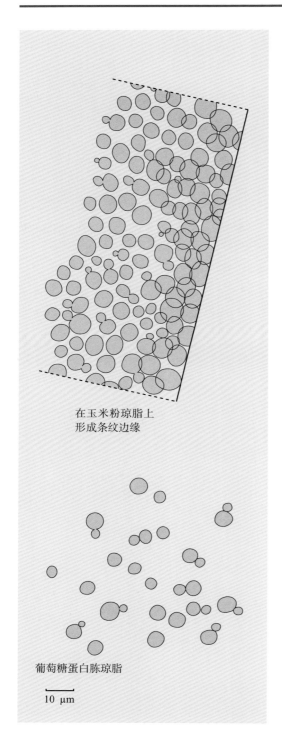

在玉米粉琼脂上
形成条纹边缘

葡萄糖蛋白胨琼脂

10 μm

菌落形态

30 ℃　葡萄糖蛋白胨琼脂培养基

颜色　　　　　奶油色

表面形态　　　暗的、黏液状、光滑

显微镜下特征

30 ℃　玉米粉琼脂

主要特征　　　大的、圆形的芽生孢子，因存在黏多糖荚膜而形状规则

鉴别诊断

格特隐球菌可以使刀豆氨酸氨基酚琼脂培养基变为深蓝色，而新生隐球菌可使上述培养基变为黄绿色。浅白隐球菌（*Cr. albidus*）和劳伦隐球菌（*Cr. laurentii*）与新生隐球菌的外观相似，但是不能在37 ℃下生长且生化特性与新生隐球菌也不同，浅白隐球菌可以同化硝酸盐。

有性期

新生隐球菌－新生线黑粉菌（*Filobasidiella neoformans*）。

格特隐球菌－菌孢线黑粉菌（*Filobasidiella bacillispora*）。

临床意义

可以在人类及动物中引发隐球菌病。该菌通过吸入途径感染，但是最常见的临床表现为隐球菌脑膜炎，并且可以形成播散感染。在未经治疗的 AIDS 患者中，隐球菌感染是最致命的真菌感染之一。据统计显示：新生隐球菌血清型 A 导致的感染占新生隐球菌感染的 95%，其余的 5% 由新生隐球菌血清型 D 或者格特隐球菌的血清型 B 和 C 引起。血清型 D 主要集中在欧洲国家。世界范围内，格特隐球菌主要分布在热带和亚热带地区，但是最近在北美的西南部也有引起人和动物感染的大量报道。

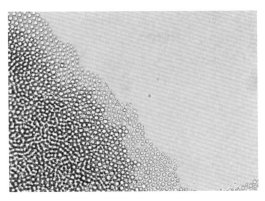

玉米粉琼脂培养基上生长时，镜下可见，因黏液荚膜的包绕，隐球菌菌体细胞呈现规则的球形

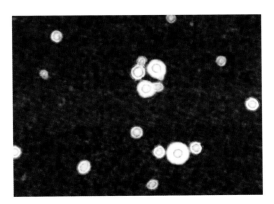

印度墨汁染色，镜下可见隐球菌菌体细胞周围有大的黏多糖荚膜

黏红酵母 (*Rhodotorula glutinis*)

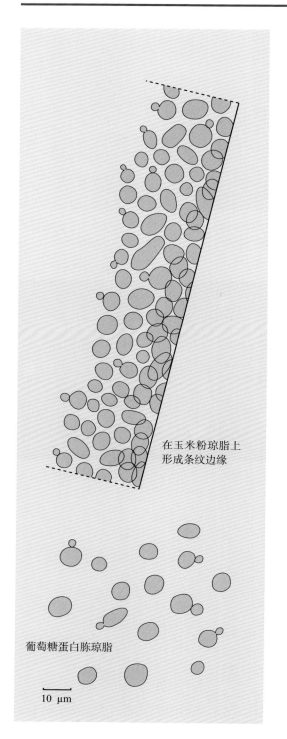

在玉米粉琼脂上
形成条纹边缘

葡萄糖蛋白胨琼脂

10 μm

菌落形态

30 ℃　葡萄糖蛋白胨琼脂培养基

颜色　　　　亮红色至橙色

表面形态　　暗的、粗糙的至黏液状的、
　　　　　　光滑的

显微镜下特征

30 ℃　玉米粉琼脂

主要特征　　大的、圆形的芽生孢子，
　　　　　　间或可见卵圆形或细长的
　　　　　　细胞

鉴别诊断

其他红酵母属的菌种与其有相似的形态
外观，但是生化特性不同

有性期

双倒卵形红冬孢酵母（*Rhodosporidium diobovatum*）、球红冬孢酵母（*R. sphaerocarpum*）、圆红冬孢酵母（*R. toruloides*）。

临床意义

本菌在环境中常见，健康人群的皮肤和甲中也存在本菌。由本菌引起的侵入性感染十分少见：文献报道本菌可在某些免疫缺陷人群中引起真菌血症，特别是放置中心静脉导管或者其他内置导管的免疫缺陷人群更易感染。

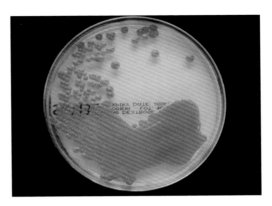

黏红酵母的菌落形态

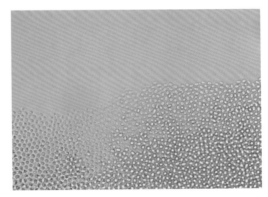

玉米粉琼脂培养基上生长时，显微镜下观察，黏红酵母菌体细胞形态规则并且没有假菌丝

酿酒酵母（*Saccharomyces cerevisiae*）

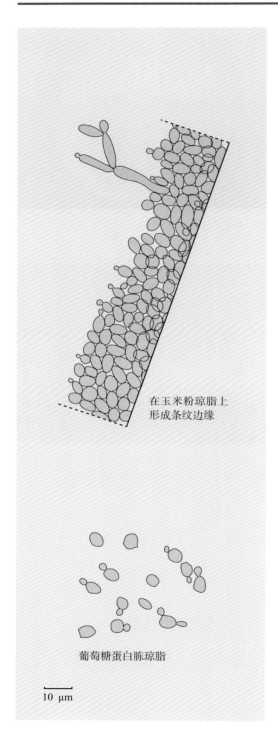

在玉米粉琼脂上
形成条纹边缘

葡萄糖蛋白胨琼脂

10 μm

菌落形态

30 ℃　葡萄糖蛋白胨琼脂培养基

颜色　　　　奶油色

表面形态　　闪光、光滑的

显微镜下特征

30 ℃　玉米粉琼脂

主要特征　　大的圆形（或者长形）芽
　　　　　　生孢子，有时可见少量的假
　　　　　　菌丝，有时可见子囊孢子

鉴别诊断

光滑念珠菌（*C. glabrata*）与本菌的大体
形态相似，但细胞体积相对较小。其生
化特性与本菌不同。

临床意义

本菌来源于食物，在健康人群的黏膜表面、胃肠道以及女性的生殖道中也有定植。作为机会性病原菌有时会引起阴道的感染，并且偶尔会引起免疫缺陷人群和危重患者的深部感染。通常日常饮食中会有此菌，酿酒酵母的亚型布拉酵母菌（*S. boulardii*）通常用作益生菌来治疗腹泻性疾病，如治疗由难辨梭状孢菌（*Clostridium difficille*）引起的感染。经摄取后肠内转移和中心静脉导管的污染是本菌入血的主要途径。

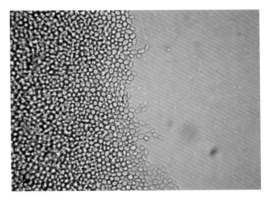

玉米粉琼脂培养基上生长时，镜下可见，酿酒酵母假菌丝形成的初始阶段

白地霉（*Geotrichum candidum*）

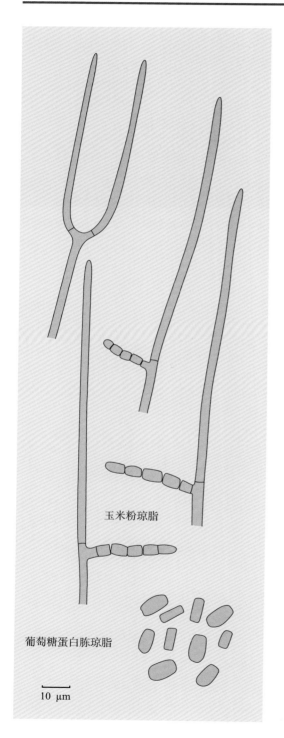

玉米粉琼脂

葡萄糖蛋白胨琼脂

10 μm

菌落形态

30 ℃　葡萄糖蛋白胨琼脂培养基

颜色　　　　白色至灰白色

表面形态　　菌落扁平，生长快，有时
　　　　　　可见气生菌丝

显微镜下特征

30 ℃　玉米粉琼脂

主要特征　　菌丝常分叉成 U 形，菌丝
　　　　　　直角分出关节菌丝，断裂
　　　　　　形成大的、圆柱形节孢子。
　　　　　　无芽生孢子

鉴别诊断

毛孢子菌属（*Trichosporon*）和头状螺旋地
霉（*Saprochaete capitata*）与本菌有相似
的形态，但是菌丝不形成 U 形分枝并且
有芽生孢子，而且生化特性与本菌不同。

有性期

大地半乳糖霉（*Galactomyces geotrichum*）。

临床意义

仅在免疫缺陷人群中引发罕见的机会性感染。

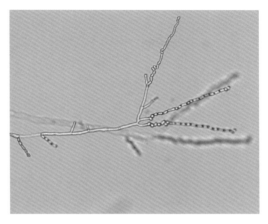

玉米粉琼脂培养基上生长时，镜下可见白地霉的菌丝断裂形成节孢子

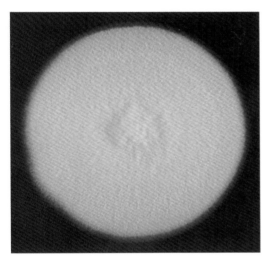

白地霉的菌落外观（正面）

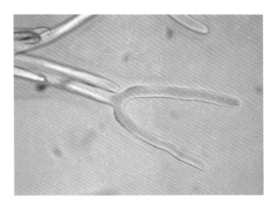

玉米粉琼脂培养基上生长时，镜下可见白地霉的菌丝分枝呈 U 形

头状螺旋地霉（*Saprochaete capitata*）

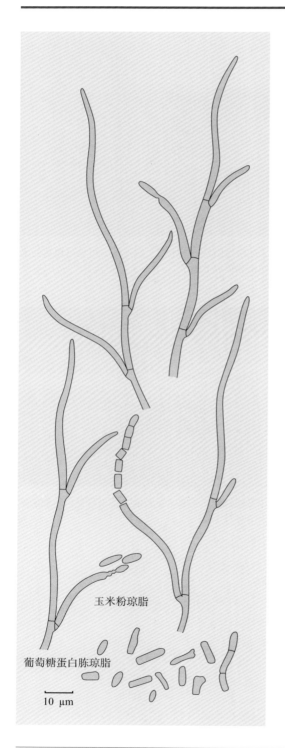

玉米粉琼脂

葡萄糖蛋白胨琼脂

10 μm

菌落形态

30 ℃　葡萄糖蛋白胨琼脂培养基

颜色　　　　白色至灰白色

表面形态　　菌落堆积成块状，褶皱，
　　　　　　有短的气生菌丝

显微镜下特征

30 ℃　玉米粉琼脂

主要特征　　菌丝的外侧发生卷曲，形
　　　　　　成特征性的菌丝分枝，菌丝
　　　　　　的分枝可断裂形成矩形的节
　　　　　　孢子，或者由菌丝顶端的环
　　　　　　痕处产生芽生孢子

鉴别诊断

毛孢子菌属（*Trichosporon*）与本菌有相
似的形态学外观，但是生化特性不同且
毛孢子菌属可以产生尿素酶。

　　白地霉的菌落外观也与本菌相似，
但不产生芽生孢子。

有性期

头状卷钩丝壳（*Magnusius capitatus*）。

临床意义

本菌在环境中常见，并且在健康人群的皮肤、胃肠道、呼吸道中也有定植。由本菌所引起的侵入性感染十分少见，主要发生在中性粒细胞减少的急性白血病患者中。

毛孢子菌（*Trichosporon* species）

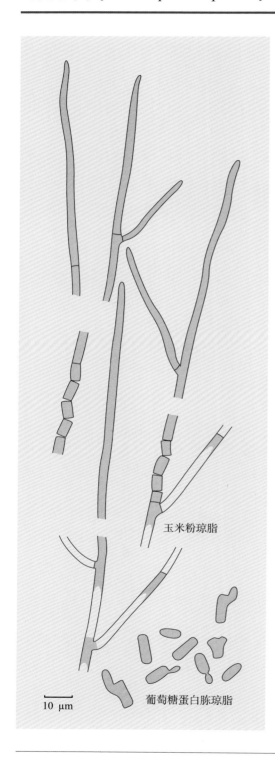

玉米粉琼脂

10 μm

葡萄糖蛋白胨琼脂

菌落形态

30 ℃　葡萄糖蛋白胨琼脂培养基

颜色　　　　白色至奶油色

表面形态　　菌落堆积成块状，褶皱，
　　　　　　有短的白色气生菌丝

显微镜下特征

30 ℃　玉米粉琼脂

主要特征　　镜下可见大量菌丝，成熟
　　　　　　菌丝的主干断裂形成圆柱
　　　　　　状的节孢子，间或可见芽
　　　　　　生孢子，成熟菌丝的胞质
　　　　　　在菌丝末端减少

鉴别诊断

从形态学和生理学特性方面来鉴定毛孢
子菌属有一定的难度，而依据上述两方面
的特征仅能鉴定为毛孢子菌属。白地霉
（*Geotrichum candidum*）和头状螺旋地
霉（*Saprochaete capitata*）在形态学上与
本菌相似，但是生化特性有所不同且不能
产生尿素酶。

有性期

未知。

临床意义

皮瘤毛孢子菌（*T. inkin*）是阴毛白毛结节菌病的主要病原体，卵形毛孢子菌（*T. oviides*）是头皮白毛结节菌病的病原体。阿萨希毛孢子菌（*T. asahii*）、黏质毛孢子菌（*T. mucoides*）、皮瘤毛孢子菌（*T. inkin*）和鲁伯瑞毛孢子菌（*T. louberi*）可以引起危重患者以及免疫缺陷人群的系统感染，但由后三种所引起的系统感染比第一种更加少见。

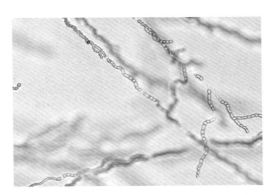

玉米粉琼脂培养基上生长时，镜下可见毛孢子菌属菌丝断裂形成节孢子

糠秕马拉色菌复合体（ *Malassezia furfur* species complex ）

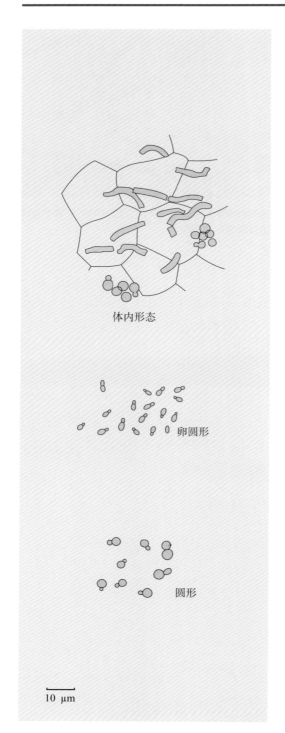

体内形态

卵圆形

圆形

10 μm

菌落形态
30 ℃　葡萄糖蛋白胨琼脂培养基
无菌落生长

显微镜下特征
30 ℃　玉米粉琼脂
不生长。

鉴别诊断
糠秕马拉色菌复合体所包含的各种菌难于区分，通常将它们称为糠秕马拉色菌复合体。厚皮马拉色菌（ *Malassezia pachyermatis* ）的菌体细胞与其他菌种相似但是更大、更圆，在细胞基底部可见出芽现象。

有性期
未知。

临床意义
这种亲脂性的酵母菌在人群中会导致多种症状轻微但易复发的皮肤疾病，包括花斑糠疹、毛囊炎和脂溢性皮炎。取皮损部位的鳞屑镜下观察到短的卷曲状不分枝的菌丝以及圆形的芽生孢子，即可诊断为花斑糠疹。糠秕马拉色菌复合体的菌种可以引起接受植入性导管胃肠营养的危重患者、出生低体重婴儿和免疫缺陷人群威胁生命的系统感染，但这种情况的发生率较低。

厚皮马拉色菌（*Malassezia pachydermatis*）

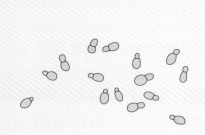

10 μm

菌落形态

30 ℃　葡萄糖蛋白胨琼脂培养基

颜色　　　　奶油色

表面形态　　菌落较小，表面光滑，边
　　　　　　缘常凸起

显微镜下特征

30 ℃　玉米粉琼脂

在菌体细胞的基底部有卵圆形的芽生孢子。

鉴别诊断

糠秕马拉色菌复合体（*Malassezia furfur*
species complex）。

临床意义

与糠秕马拉色菌（*M. furfur*）相比，本菌
对脂质的营养要求没那么高，本菌可以
引起接受肠外营养的低体重婴儿的严重
感染。

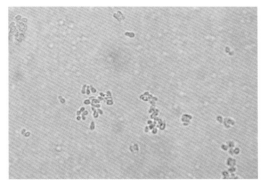

玉米粉琼脂培养基上生长时，镜下可见厚皮马拉色
菌在宽基底处出芽形成小的细胞呈足印样外观

引言

如果不能从培养物中分离出真菌病原体，或者不能进行分子生物学分析，那么真菌病原体的鉴定几乎不可能。但是，显微镜检查不仅有助于判断培养分离的生物体是污染菌还是致病菌，还可以帮助实验室选择最合适的培养条件，来培养分离直接涂片或组织切片中所见的微生物。当还在等待真菌培养结果时，真菌镜检可以快速地提供一种可能的诊断。当没有进行培养时，镜检可能是获取诊断结果的唯一方法。此外，显微镜检查也能够为确立分子生物学诊断提供有价值的辅助参考。

许多临床标本均可进行直接镜检，如下呼吸道的标本、尿液、脓液或其他体液。未经染色的标本，用 10%~20% KOH 润湿，在明视野、暗视野或相位对比照明下检查；干片需要染色，然后检查。化学增亮剂，如钙荧光白，一种染真菌细胞壁的化合物，有助于在荧光显微镜下显示湿涂片中真菌的结构。大多数真菌可以通过细胞学常规染色显示，如吉姆萨染色、巴氏染色及瑞氏染色。

直接镜检在诊断浅表真菌感染和皮下真菌感染中最有价值。在皮肤刮片、毛发或甲标本中检测到真菌能够为相关的真菌病提供可靠的提示，包括皮肤癣菌病、念珠菌病或花斑糠疹等。在特定情况下，体液或其他临床标本的直接镜检可以确诊深部真菌病。例如在脑脊液中检测出隐球菌属有荚膜的细胞，或者在外周血涂片中检测到荚膜组织胞浆菌。然而，大多数情况下，根据直接镜检结果仅能做出深部真菌感染的初步诊断。

组织切片的组织病理学检查是诊断皮下和深部真菌感染的可靠方法。但是，在危重患者身上获取深部组织的活检标本可能比较困难。能否确定组织中的真菌病原体不仅取决于真菌病原体在组织中的量的多少，而且还与其表型的特异性有关。活检标本、手术切取标本和尸检标本的组织病理学检查一般应先进行苏木精－伊红（HE）染色。但是，许多真菌染色效果差，单一应用这种方法可能不足以显示组织中的真菌。还有一些特殊染色方法用于检测和突出真菌，当怀疑真菌感染时可以应用这些方法。亚甲基四胺银染色（GMS）和过碘酸－雪夫染色（PAS）是应用最广泛的显示真菌细胞壁的特殊染色方法。此外，黏蛋白卡红（mucicarmine）和 Fontana-masson 染色

Identification of Pathogenic Fungi, Second Edition. Colin K. Campbell, Elizabeth M. Johnson, and David W. Warnock.

© 2013 Health Protection Agency. Published 2013 by Blackwell Publishing Ltd.

（分别染黏蛋白和黑色素）有助于鉴定不能产生足量黑色素的隐球菌属和暗色真菌。

需要注意的是，这些染色方法尽管在显示组织中的真菌方面有价值，但是很少能够精确地鉴定真菌的种属。例如，纤细、无色素（透明）、有隔、呈锐角分枝的菌丝，与曲霉感染相符，但是也可见于许多不常见的微生物，包括镰刀菌属、拟青霉属、赛多孢属。另一方面，毛霉目（Mucorales）有粗大、不规则、透明菌丝，少或无分隔，呈钝角形分枝。同样，酵母菌也很少能够特异性诊断。小的、窄基、出芽的酵母菌与荚膜组织胞浆菌相符。但是，少数皮炎芽生菌的变种、光滑念珠菌、无荚膜的隐球菌属、球孢子菌属的内生孢子、马尔尼菲青霉［*Penicillium marneffei*。译者注：现更名为马尔尼菲篮状菌（*Talaromyces marneffei*）］以及耶氏肺囊虫（*Pneumocystis jirovecii*）也会出现相似的结构。宽基出芽酵母细胞与皮炎芽生菌相符，但可能与球孢子菌属的内生孢子和曲霉菌属（*Aspergillus*）的分生孢子相似。

切片、涂片和体液中真菌鉴定检索表

1a	未经染色的真菌呈无色	2
1b	未染色的真菌细胞壁呈褐色	14
2a	有菌丝	3
2b	没有菌丝；有酵母细胞和（或）小球体	7
2c	菌丝紧密聚集在球体或颗粒中	13
3a	菌丝与酵母细胞混合 *	4
3b	只有菌丝	5
4a	菌丝很短，不分枝；酵母细胞呈球形	糠秕马拉色菌（仅见于躯干皮肤刮片中）
4b	菌丝长，分枝；酵母细胞呈卵圆形	念珠菌属 **
5a	菌丝等宽，有隔膜	毛癣菌属、小孢子菌属或表皮癣菌属（皮肤刮片和指甲）、曲霉菌属、镰刀菌属、拟青霉属、赛多孢属以及一系列其他透明霉菌

5b	菌丝宽度不等（3~15 μm），多为薄壁、无隔膜	6
6a	急性鼻－脑、肺部或播散性感染，常致命	横梗霉属、根毛霉属和毛霉病的其他病原体
6b	慢性皮下疾病	林蛙粪霉菌，耳霉属
7a	真菌体直径 <15 μm	8
7b	真菌体直径 >15 μm	10
8a	小（1~3 μm）的酵母，大多数位于血液、骨髓、肺脏、溃疡性疾病等单核细胞内	荚膜组织胞浆菌、马尔尼菲青霉、念珠菌属（罕见）、地霉菌属（罕见）
8b	酵母菌更大，大多数不在细胞内	9
9a	有荚膜的酵母细胞	隐球菌属[**]、红酵母菌属（罕见）
9b	无荚膜的酵母细胞	念珠菌属、申克孢子丝菌（细胞长椭圆形，长 3~5 μm）、皮炎芽生菌（圆形细胞，厚壁，直径 8~15 μm，宽基单芽）、荚膜组织胞浆菌杜波变种、丝孢酵母属（罕见）、红酵母菌属（罕见）
10a	含大量内生孢子的真菌体	11
10b	不含内生孢子的真菌体	12
11a	真菌体直径达 100 μm；厚壁球形；内生孢子直径 2~5 μm	球孢子菌属
11b	真菌体直径 150~300 μm；内生孢子直径 7~9 μm；黏蛋白卡红阳性	西伯鼻孢子虫

12a	真菌体直径 15~30 μm；外周小芽，直径 2~10 μm	巴西副球孢子菌
12b	真菌体外周没有小芽；直径达 60 μm，壁厚 2 μm，或直径达 480 μm，壁厚 10~70 μm（取决于种类）	伊蒙菌属
13a	慢性皮下疾病，伴有排出窦道	浅色颗粒足菌肿的病原体
13b	在鼻窦或肺内的真菌球	曲霉菌属，其他霉菌（罕见）
14a	无菌丝；单个或簇生，圆形，厚壁，褐色细胞（被称为砖格细胞 muriform cells 或硬壳小体 sclerotic bodies）	着色芽生菌属，枝孢瓶霉属，以及着色芽生菌病的其他病原体
14b	有菌丝	15
15a	急性或慢性皮下、鼻窦、脑部、肺部或播散性感染	平脐蠕孢属、枝孢瓶霉属、喙枝孢属及暗色丝孢霉病的其他病原体
15b	慢性皮下感染，有排除窦道	小球腔霉属、马杜拉分枝菌属及暗色颗粒足菌肿的其他病原体

注：* 菌丝的横截面看上去可能像酵母细胞。

** 其他酵母菌的组织切片常常有荚膜样缩窄假象，因此黏蛋白卡红染色有助于排除这些酵母菌。

不育大孢子菌病（adiaspiromycosis）

不育大孢子菌病是一种罕见的人类肺部感染疾病，是因吸入双相性真菌矮小伊蒙菌（*Emmonsia parva*）或新月伊蒙菌（*Emmonsia crescens*）的孢子导致。在组织中，或者在 37 ℃培养，真菌能够产生大的球形结构，称为不育大孢子。直径 50~700 μm，有厚达 70 μm 的折光的厚壁。在感染人类免疫缺陷病毒（HIV）的个体中，这种真菌感染会发展为与巴斯德伊蒙菌（*Emmonsia pasteuriana*）密切相关的播散性皮肤损害，但在组织中仅能见到一种芽殖酵母相。

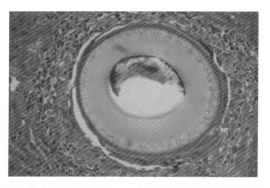

HE 染色的肺组织，一个厚壁的不育大孢子（adiaspore）的截面，×60

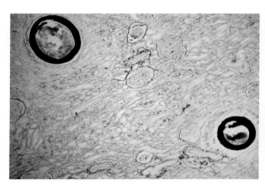

未经染色的 KOH 涂片，肺组织中的大孢子，×60

曲霉病（aspergillosis）

曲霉菌属（*Aspergillus* spp.）的感染涵盖局部感染到危及生命的系统性感染，最常原发于呼吸道。

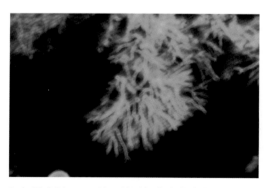

组织样本用 KOH 处理并用钙荧光白染色，在荧光显微镜下可见有隔膜的分枝成锐角的菌丝，×60

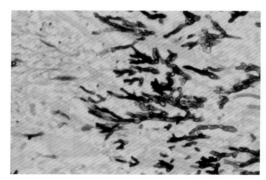

侵袭性肺曲霉菌病组织，用 GMS 染色，可见深染的有隔膜的菌丝，直径 4~5 μm，有典型的双分叉的锐角形分枝，×60

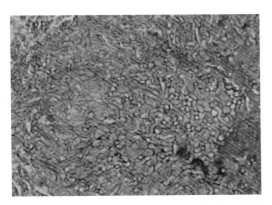

曲霉肿（肺曲霉球）的横截面，HE 染色，可见由短菌丝构成复杂致密的结构以及菌丝的横截面，×40

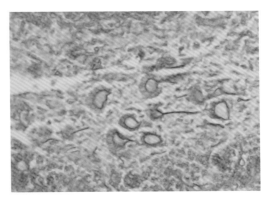

由曲霉菌引起的鼻肉芽肿，HE 染色。在体内，孢子头罕见，但可见于与空气相通的鼻窦或耳道，×40

芽生菌病（blastomycosis）

皮炎芽生菌（*Blastomyces dermatitidis*）最初感染肺部，但是可以播散侵及其他器官，特别是皮肤和骨骼。

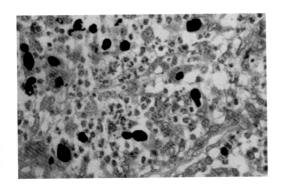

皮炎芽生菌的组织形态，GMS-HE 染色，可见宽基出芽的酵母细胞，×100

念珠菌病（candidosis）

念珠菌属可导致局部黏膜感染、皮肤感染，以及致命的系统性感染，可累及各个脏器，最常累及肾脏、肝脏和脾脏。

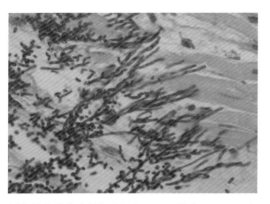

侵袭性念珠菌病的肌肉组织，PAS 染色，×40。这是由白念珠菌引起的感染，可见真菌丝、假菌丝及出芽的酵母细胞

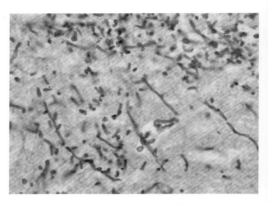

肾脏念珠菌感染，GMS 染色，可见菌丝和出芽的酵母细胞，×40

着色芽生菌病（chromoblastomycosis）

着色芽生菌病是由暗色真菌引起的皮肤及皮下组织感染，最常见的是着色霉属（*Fonsecaea*）、瓶霉属（*Phialophora*）及枝孢瓶霉属（*Cladophialophora*）。

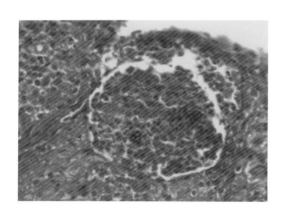

着色芽生菌病，HE 染色，可见棕色砖格状体和铜币样组织外观，×60

球孢子菌病（coccidioidomycosis）

球孢子菌病是由双相性真菌粗球孢子菌（*Coccidioides immitis*）和波萨达斯球孢子菌（*Coccidioides posadasii*）引起的感染，在北美西南部、美洲中部和南部等特定的地理环境中以霉菌方式生长。吸入真菌节孢子后，球囊会破裂释放成百上千的内生孢子，导致肺部感染。

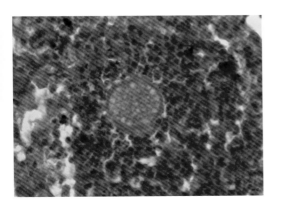

粗球孢子菌属成熟的球囊，含有大量内生孢子，HE 染色，×60

隐球菌病（cryptococcosis）

新生隐球菌（*Cryptococcus neopormans*）和格特隐球菌（*Cryptococcus gattii*）是有荚膜的酵母菌，能在免疫受损的人群尤其是 HIV 感染者中引起隐球菌脑膜炎（cryptococcal meningitis）。

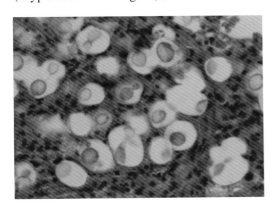

隐球菌属（*Cryptococcus* spp.）芽殖酵母细胞，HE 染色，×60。每个酵母细胞周围为清晰带，这些清晰带原为组织，现被真菌荚膜替代

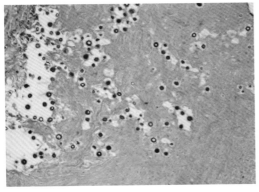

隐球菌属（*Cryptococcus* spp.）的荚膜结构，黏蛋白卡红染色为鲜红色，×40。注意细胞周围着色的荚膜结构的突起，这些突起是在形成过程中收缩所致。大片的空白区域为大量细胞聚集处，伴有荚膜结构缩小

虫霉病（entomophthoromycosis）

虫霉病主要是由虫霉目（Entomophthorales）所引起的皮下组织局部感染。耳霉病（conidiobolomycosis）通常起源于鼻黏膜，继而播散至毗邻的面部组织；而蛙粪霉病（basidiobolomycosis）主要继发于创伤后接种，侵及躯干和四肢。

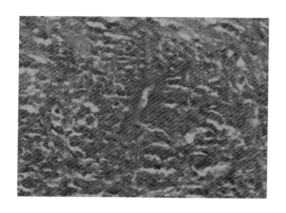

耳霉菌属（*Conidiobolus*）非常宽的菌丝片段，HE染色，×40

组织胞浆菌病（histoplasmosis）

组织胞浆菌病是由双相性真菌荚膜组织胞浆菌荚膜变种（*Histoplasma capsulatum* var. *capsulatum*）、荚膜组织胞浆菌杜波变种（*Histoplasma capsulatum* var. *duboisii*）［在动物中则为荚膜组织胞浆菌马皮疽变种（*Histoplasma capsulatum* var. *farciminosum*）］引起的感染，在组织中可以从吸入的分生孢子相转化为芽殖酵母相。感染最常流行于北美中部、中南美洲，非洲（可见荚膜组织胞浆菌杜波变种）、澳大利亚、印度、马来西亚等其他地区亦有分布。

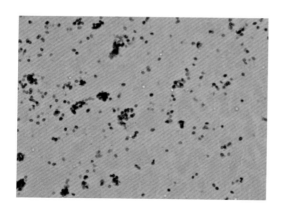

肾上腺组织胞浆菌病，GMS 染色，可见大量小的芽殖酵母，×40

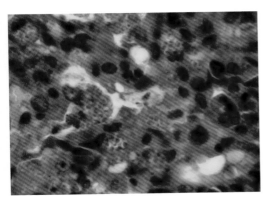

小的胞内出芽的组织胞浆菌细胞，HE 染色，×60

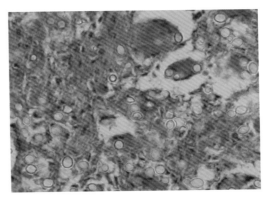

更大的荚膜组织胞浆菌杜波变种的酵母形态，HE 染色，×60

透明丝孢霉病（hyalohyphomycosis）

透明丝孢霉病是由有隔膜的丝状真菌导致的组织感染，这些真菌的菌丝无色（透明）。这一种属可以包含在组织学上具有相同形态的曲霉病，但其流行程度足以单独分类。

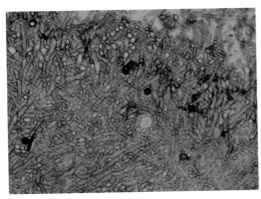

尖端赛多孢（*Scedosporium apiospermum*）分隔分枝菌丝，交织穿过肺组织，HE 染色，×40

侵犯心脏组织的短帚霉菌（*Scopulariopsis brevicaulis*）分隔分枝的菌丝，HE 染色，×40

毛霉病（mucormycosis）

毛霉病是由毛霉亚门（Mucoromycotina）的霉菌引起的感染，人类常见的病原体包括伞枝横梗霉（*Lichtheimia corymbifera*）、少根根霉（*Rhizopus arrhizus*）及根毛霉属（*Rhizomucor* spp.）。

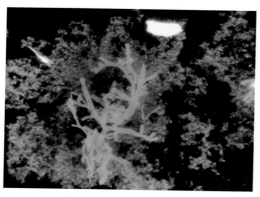

脑组织 KOH 压片中伞枝横梗霉钙荧光白染色，可见丝带状、不规则分枝状菌丝，分隔极少，×40

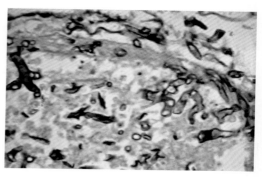

脆弱的丝带状菌丝片段，分隔极少，呈直角状分枝，GMS 染色，×40

足菌肿（mycetoma）

足菌肿主要为皮下组织感染，但能逐渐累及骨骼，主要侵及四肢，继发于创伤后真菌孢子的定植。足菌肿可根据感染的真菌菌丝是无色还是有色分为浅色颗粒（pale grain）与暗色颗粒（dark grain）。

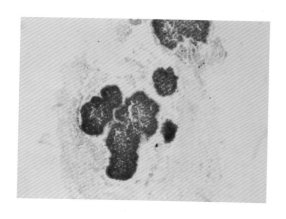

皮下组织真菌球或颗粒中暗色颗粒足菌肿，HE 染色，低倍物镜，×10

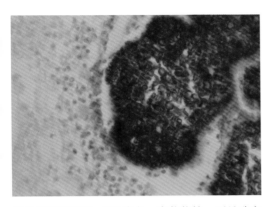

暗色颗粒足菌肿，HE 染色，高倍物镜，可见致密的菌丝和周围的厚壁孢子包埋在水泥样的基质中，×40

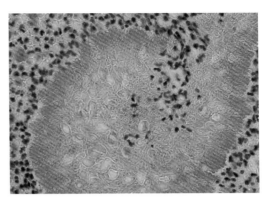

在更成熟的颗粒中，周围致密带的主要成分是暗色菌丝和厚壁孢子，HE 染色，×60

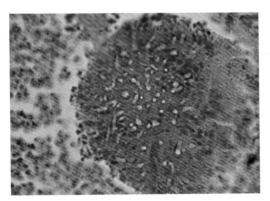

由足菌肿马杜拉菌（*Madurella mycetomatis*）引起的暗色颗粒足菌肿。颗粒由褐色基质和其中包埋的无色菌丝组成，HE 染色，×40

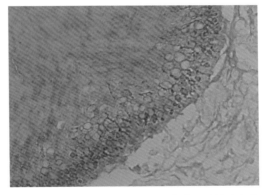

由尖端赛多孢引起的浅色颗粒足菌肿，可见致密的无色菌丝包埋在组织中，HE 染色，×40

副球孢子菌病（paracoccidioidomycosis）

副球孢子菌病是由在中南美洲发现的双相性真菌巴西副球孢子菌（*Paracoccidioides brasilensis*）引起的感染。这种感染主要原发于肺部，继而再次激活，引起肺或其他器官的感染，尤其是皮肤和口腔黏膜。

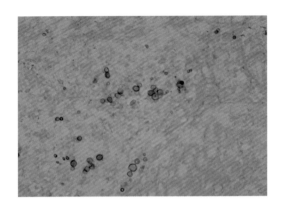

巴西副球孢子菌（*Paracoccidioides brasilensis*）的组织形态，可见大的球状母细胞以及大量主芽和副芽，GMS 染色，×40

马尔尼菲青霉（*Penicillium marneffei*）感染（译者注：现更名为马尔尼菲篮状菌，详见第 130 面）

马尔尼菲青霉感染在东亚和东南亚流行，是这些地区 HIV 感染患者中第三位常见的机会性感染，但是它也可以感染健康人群。马尔尼菲青霉是该属中唯一的双相菌，在环境中以菌丝相生长，但在组织中以裂殖酵母相生长。

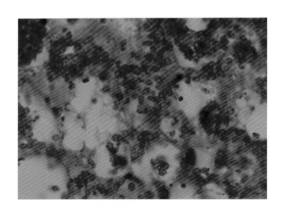

在组织中马尔尼菲青霉的形态，以单一中央隔膜分开。PAS 染色，×100

暗色丝孢霉病（phaeohyphomycosis）

暗色丝孢霉病是由一种有隔的丝状真菌引起的组织感染，这种真菌有暗色的菌丝。

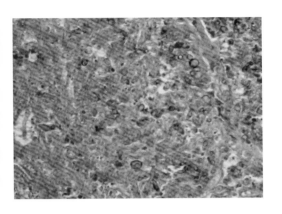

斑替枝孢霉（*Cladophialophora bantiana*）褐色的有隔菌丝穿透脑组织，HE 染色，×40

孢子丝菌病（sporotrichosis）

　　孢子丝菌病是由感染双相性真菌申克孢子丝菌（*Sporothrix schenckii*）所致，可在创伤性植入后引起亚急性或慢性的皮肤或皮下感染。

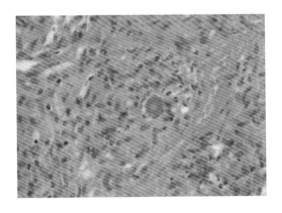

在皮肤脓肿的中心可见星状小体（asteroid body），是由机体对其中心申克孢子丝菌酵母细胞反应所致。HE 染色，×40

附录1 常见真菌学术语（Common Mycological Terms）

（按汉语拼音排序）

暗色 dematiaceous：深色。

暗色丝孢霉病 phaeohyphomycosis：有隔膜的暗色的丝状真菌所致的感染。

棒状体 clavate：外形是球棒状，越向底部越窄。

包被菌丝 peridial hyphae：构成子囊果的外壁的菌丝。

孢梗束 synnema（pl. synnemata）：一簇致密的细长的垂直分生孢子梗，在其顶端或者沿侧面上部或两者兼附有分生孢子。

孢囊孢子 sporangiospore：孢子囊中产生的一种无性孢子，是毛霉的特征。

孢囊梗 sporangiophore：一类特殊的可以形成孢子囊的菌丝。

孢囊柱 sporophore：一种含孢子的结构。

孢子 spore：一个或更多真菌细胞用来扩散或抵抗不利条件的繁殖体。

孢子囊 sporangium（pl. sporangia）：包含无性孢子的封闭囊状结构，是毛霉的特征。

闭囊壳 cleistothecium（pl. cleistothecia）：一种不能预先开放的封闭式的子囊果，可以裂开释放子囊孢子。

侧丝 paraphysis（pl. paraphyses）：在子囊果中找到的一种不育的、向上生长的、附着于基底部的菌丝。

产孢过程或孢子发生 conidiogenesis：孢子形成的过程。

产孢细胞 conidiogenous cell：产生或成为孢子的细胞。

簇 fascicle：一束菌丝。

齿状突起 denticle：其上有孢子附着的小的突起。

大分生孢子 macroconidium（pl.macroconidia）：真菌以同样的方式产生的两种大小的分生孢子中较大的那种，通常是多细胞的。

担子 basidium（pl. basidia）：一种形成担孢子的细胞，是担子菌的特征。

担子果 basidiocarp：产生担子的结构。

担子果 basidioma（pl. basidiomata）：见担子果（basidiocarp）。

担孢子 basidiospore：在担子上通过减数分裂产生的单倍体孢子。

多形性 pleomorphic：真菌（皮肤癣菌）的一种不产孢菌株。

二相性或双相性 dimorphic：有两种生长形式。

Identification of Pathogenic Fungi, Second Edition. Colin K. Campbell, Elizabeth M. Johnson, and David W. Warnock.
© 2013 Health Protection Agency. Published 2013 by Blackwell Publishing Ltd.

反折 reflexive：（菌丝）回折。

粉孢子 aleuriospore：在未分化的菌丝末端，或在短的分枝上形成的分生孢子。

分生孢子 conidium（pl. conidia）：一种无性的、非运动性的孢子。

分生孢子梗 conidiophore：一种特定的菌丝或细胞，其上或其中的部分能产生孢子。

分生孢子盘 acervulus（pl. acervuli）：一种开放的或杯状的结构，其上可产生分生孢子。

分生孢子器 pycnidium（pl. pycnidia）：顶端有孔的一种封闭的结构，孢子在其中形成。

复瓶梗 polyphialide：拥有多个产孢部位的产孢细胞。

复无性型现象 pleoanamorphism：拥有两种或更多生长方式或分生孢子。

隔膜 septum（pl. septa）：真菌的菌丝或孢子中分隔的壁。

梗基 metula（pl. metulae）：分生孢子的分枝，其上有瓶梗（即产孢细胞），是曲霉菌和青霉菌的特征。

共无性型 synanamorph：拥有相同有性型的任何两种或更多的无性型。

光滑 glabrous：有蜡状光泽（菌落的一种描述形式）。

合轴性 sympodial：沿着拉长的产孢细胞连续地形成独立的孢子。

厚壁孢子 chlamydospore：通常情况下，不是由菌丝释放，而是由菌丝细胞扩增形成的一种厚壁的休眠的分生孢子。

环痕梗 annellide：特化的产孢细胞，产生内生芽殖型孢子，在其顶端有一圈环痕。

间生 intercalary：一种插入式的生长方式。

假根 rhizoid：一种类似于根、短的分枝状的菌丝。

假菌丝 pseudohypha（pl. pseudohyphae）：出芽后形成的一连串酵母细胞，相互之间并没有分离而变长形成菌丝样的细丝。

假菌丝体 pseudomycelium：大量的假菌丝。

酵母 yeast：一类单细胞的出芽的真菌。

接合孢子 zygospore：毛霉门和虫霉门产生的一种厚壁的有性孢子。

节孢子 arthrospore：由于现存菌丝的碎片分离成独立的细胞产生的一种分生孢子。

菌丝 hypha（pl. hyphae）：一种独立的细丝，可以构成真菌的菌丝体。

菌丝体 mycelium：大量的分枝状细丝，提供真菌的营养生长。

菌体 thallus：真菌的营养生长形式。

壳细胞 Hülle cell：在某些曲霉菌中发现的一种大的、厚壁的、不育的细胞。

孔口 ostiole：从子囊果或分生孢子器中释放孢子的开口。

梨形 pyriform：外形像梨子一样。

链接 catenate：连接成链状。

裸囊壳 gymnothecium（pl. gymnothecia）：一种子囊果，其内子囊分布在松散的网络状的菌丝中。

霉菌 mould：一种丝状的真菌。

囊 vesicle：曲霉菌分生孢子梗膨大的顶端，或其他真菌产孢细胞的膨大部分。

囊领 collarette：产孢细胞顶部的杯状结构。

囊托 apophysis：囊轴下面的一种孢囊梗扩大后形成。

囊轴 columella：在一些毛霉中，插入孢子囊中孢囊梗膨大的顶端。

内壁芽生式 enteroblastic：产孢的一种形式，在产孢细胞内产生一串孢子。

瓶梗 phialide：一种特殊的产孢细胞，自上而下产生内生芽殖型孢子。

脐 hilum（pl. hila）：分生孢子基底部的一个疤痕。

器孢子 pycnidiospore：分生孢子器中形成的一种孢子。

全壁芽生式 holoblastic：产生孢子的一种形式，在产孢细胞内壁和外壁膨大突起形成孢子。

生长不良 dysgonic：生长缓慢。

梳状 pectinate：有一系列的像梳齿一样的突起。

体生式 thallic：产孢的两种基本形式之一，产生隔膜后分生孢子开始扩增。

同宗配合的 homothallic：一种自交可育的真菌，独立的一个菌株可以进行有性生殖。

透明丝孢霉病 hyalohyphomycosis：有隔膜的透明的丝状真菌引起的感染。

无隔膜 aseptate：无横隔或隔。

无性型 anamorph：真菌无性生殖的形式。

膝状 geniculate：一些外生芽殖型的霉菌形成的一种不规则的细长的产孢细胞，沿其边缘有许多独立的孢子。

向顶性 acropetal：在孢子链的顶端形成新生孢子。

向基性 basipetal：新的孢子在分生孢子链的基底部形成。

小孢子囊 sporangiole：一类小的孢子囊。

小分生孢子 microconidium（pl. microconidia）：真菌以同样方式产生的两种大小的分生孢子中较小的一种。

星状体 asteroid body：在慢性感染中真菌细胞周围的放射状物质。

絮状 floccose：羊毛状的纹理（菌落的一种描述形式）。

芽生孢子 blastospore：在隔膜产生前产孢细胞的一部分扩大产生的外生芽殖型孢子。

芽殖 blastic：产孢的两种基本形式之一，在限定隔膜产生前产孢细胞内扩大形成孢子。

异宗配合的 heterothallic：自交不育的真菌；只有存在两个亲和的可以交配的菌株时才能完成有性生殖。

疣状 tuberculate：有许多小的疣状的突起。

游动孢子 zoospore：一类可以运动的无性孢子。

有隔膜的 septate：有分离的壁或隔。

有性型 teleomorph：真菌的有性相。

掷孢子 ballistospore：用力排出的分生孢子或其他孢子。

子囊 ascus（pl. asci）：包含子囊孢子的薄壁的囊，是子囊菌的特征。

子囊孢子 ascospore：子囊通过减数分裂产生的一种单倍体孢子。

子囊果 ascocarp：包含子囊的结构。

子囊壳 perithecium（pl. perithecia）：顶上有释放子囊孢子开口（小孔）的封闭的子囊果。

子囊座 ascoma（pl. ascomata）：见子囊果。

子实体 sporophore：一种产孢结构。

子座 stroma（pl. stromata）：一大团菌丝，有时在短的分生孢子梗上会有孢子或内含子囊果或分生孢子器。

附录 2 常见真菌名称（List of Common Fungi）

Acremonium	枝顶孢属
A. kiliense	镰状枝顶孢
A. strictum	局限枝顶孢
Ajellomyces	阿耶洛霉
Ajellomycetaceae	阿耶洛菌科
Alternaria	链格孢属
A. alternata	互隔链格孢
Aphanoascus fulvescens	黄褐隐囊霉
Aphanoascus keratinophilus	嗜角质隐囊菌
Apophysomyces elegans	雅致鳞质霉
Arachnomyces nodosetosus	结节蛛网菌
Arthroderma	节皮菌属
A. benhamiae	本哈节皮菌
A. fulvum	粉状节皮菌
A. gypseum	石膏样节皮菌
A. insingulare	单独节皮菌
A. lenticularum	豆状节皮菌
A. olidum	奥利多节皮菌
A. persicolor	杂色节皮菌
A. quadrifidum	四叉节皮菌
A. vanbreuseghemii	万博节皮菌
A. incurvatum	内弯节皮菌
A. otae	太田节皮菌
Arthrodermataceae	裸囊菌科
Ascomycota	子囊菌门
Aspergillus	曲霉
A. candidus	亮白曲霉
A. candidus species complex	亮白曲霉复合体
A. clavatus	棒曲霉
A. glaucus	灰绿曲霉
A. flavus species complex	黄曲霉复合体
A. fumigatus species complex	烟曲霉复合体
A. nidulans	构巢曲霉
A. nidulans species complex	构巢曲霉复合体
A. niger species complex	黑曲霉复合体
A. ochraceus	赭曲霉
A. terreus species complex	土曲霉复合体
A. usustus species complex	焦曲霉复合体
A. versicolor species complex	杂色曲霉复合体
Aureobasidium	短梗霉

A. pullulans	出芽短梗霉
Basidiobolus	蛙粪霉属
B. ranarum	林蛙粪霉
Basidiomycota	担子菌门
Basipetospora rubra	红趋基孢霉
Bipolaris	离孺孢
B. australiensis	澳大利亚离孺孢
B. hawaiiensis	夏威夷离孺孢
Blastomyces dermatitidis	皮炎芽生菌
Blastoschizomyces capitatus	头状芽生裂殖菌
Botryosphaeria rhodina	罗丁葡萄座腔菌
Candida	念珠菌属
C. africana	非洲念珠菌
C. albicans	白念珠菌
C. dubliniensis	都柏林念珠菌
C. famata	无名念珠菌
C. glabrata	光滑念珠菌
C. guilliermondii	季也蒙念珠菌
C. inconspicua	平常念珠菌
C. kefyr	乳酒念珠菌
C. krusei	克柔念珠菌
C. lipolytica	解脂念珠菌
C. lusitaniae	葡萄牙念珠菌
C. metapsilosis	似平滑念珠菌
C. orthopsilosis	拟平滑念珠菌
C. parapsilosis	近平滑念珠菌
C. pelliculosa	菌膜念珠菌
C. tropicalis	热带念珠菌
Chaetomium species	毛壳菌属
Chrysosporium	金孢子菌属
C. keratinophilum	嗜角质金孢子菌
Clacispora lusitaniae	葡萄牙棒孢酵母
Cladophialophora	枝孢瓶霉
C. bantiana	斑替枝孢瓶霉
C. carrionii	卡氏枝孢瓶霉
Cladosporium	枝孢霉属
C. cladosporioides	枝孢样枝孢
C. herbarum	多主枝孢
C. sphaerospermum	球孢枝孢
Clavispora	棒孢酵母属

Clostridium difficille	难辨梭状孢菌
Coccidioides immitis	粗球孢子菌
Coccidioides posadasii	波萨达斯球孢子菌
Coccidioides species	球孢子菌属
Cochliobolus hawaiiensis	夏威夷旋孢腔菌
Conidiobolus	耳霉属
C. coronatus	冠状耳霉
Corynascus heterothallicus	异宗配合棒囊壳
Cryptococcus	隐球菌
Cr. albidus	浅白隐球菌
Cr. gattii	格特隐球菌
Cr. laurentii	劳伦隐球菌
Cr. neoformans	新生隐球菌
Cr. neoformans var. *grubii*	新生隐球菌格鲁比变种
Cr. neoformans var. *neoformans*	新生隐球菌新生变种
Cunninghamella bertholletiae	灰色小克银汉霉
Cunninghamella elegans	雅致小克银汉霉
Curvularia	弯孢霉
C. lunata	新月弯孢
Cylindrocarpon	柱孢属
C. lichenicola	苔藓柱孢
Debaryomyces	得巴利酵母属
Dikarya	双核亚界
Discosphaerina fulvida	亚麻变褐病菌
Dothidiales	座囊菌目
Drechslera spp.	内脐蠕孢属
Emericella	裸孢壳属
E. nidulans	构巢裸胞壳
Emmonsia crescens	新月伊蒙菌
Emmonsia parva	矮小伊蒙菌
Emmonsia pasteuriana	巴斯德伊蒙菌
Entomophthorales	虫霉目
Entomophthoromycotina	虫霉亚门
Epidermophyton	表皮癣菌属
E. floccosum	絮状表皮癣菌
Eurotium	散囊菌属
Exophiala	外瓶霉属
E. dermatitidis	皮炎外瓶霉
E. jeanselmei	甄氏外瓶霉
E. spinifera	棘状外瓶霉

Exserohilum	突脐孢属
E. longirostratum	长喙突脐孢
E. meginnisii	麦格尼斯突脐孢
E. rostratum	嘴突脐孢
Filobasidiella bacillispora	菌孢线黑粉菌
Filobasidiella neoformans	新生线黑粉菌
Fonsecaea	着色霉属
F. pedropsoi	裴氏着色霉
Fusarium	镰刀菌属
F. dimerum	单隔镰刀菌
F. dimerum species complex	单隔镰刀菌复合体
F. fujikuroi	藤仓镰刀菌
F. lichenicola	苔藓镰刀菌
F. oxysporum	尖孢镰刀菌
F. oxysporum species complex	尖孢镰刀菌复合体
F. proliferatum	层生镰刀菌
F. semitectum	半裸镰刀菌
F. solani species complex	茄病镰刀菌复合体
F. verticillioides	轮枝样镰刀菌
Galactomyces geotrichum	大地半乳糖霉
Geomyces pannorum	毡状地丝霉
Geotrichum candidum	白地霉
Gibberella	赤霉菌
Gymnascella hyalinospora	透明孢子型小裸囊壳菌
Hansenula anomala	异形汉逊酵母
Helminthosporium spp.	长蠕孢属
Histoplasma capsulatum	荚膜组织胞浆菌
Histoplasma capsulatum var. *capsulatum*	荚膜组织胞浆菌荚膜变种
Histoplasma capsulatum var. *duboisii*	荚膜组织胞浆菌杜波变种
Histoplasma capsulatum var. *farciminosum*	荚膜组织胞浆菌腊肠变种
Hortaea werneckii	威尼克外瓶霉
Issatchenkia	伊萨酵母属
I. orientalis	东方伊萨酵母
Kluyveromyces	克鲁维酵母属
K. marxianus	马克斯克鲁维酵母菌
Lasiodiplodia	毛色二孢属
L. theobromae	可可毛色二孢菌
Lecythophora	烧瓶状霉属
L. hoffmannii	霍夫曼烧瓶状霉
L. mutabilis	突变烧瓶状霉

Leptosphaeria senegalensis	塞内加尔小球腔菌
Lichtheimia	横梗霉属
L. corymbifera	伞枝横梗霉
Madurella mycetomatis	足菌肿马杜拉菌
Madurella spp.	马杜拉分枝菌属
Malassezia	马拉色菌属
M. dermatis	皮肤马拉色菌
M. furfur	糠秕马拉色菌
M. furfur species complex	糠秕马拉色菌复合体
M. globosa	球形马拉色菌
M. grisea	灰色马杜拉菌
M. japonica	日本马拉色菌
M. obtusa	钝形马拉色菌
M. pachydermatis	厚皮马拉色菌
M. restricta	限制马拉色菌
M. slooffiae	斯洛菲马拉色菌
M. sympodialis	合轴马拉色菌
M. yamatoensis	大和马拉色菌
Malbranchea spp.	畸枝霉属
Microascus brevicaulis	短尾小囊菌属
Microsporum	小孢子菌属
M. amazonicum	阿玛松小孢子菌
M. audouinii	奥杜盎小孢子菌
M. boullardii	波兰特小孢子菌
M. canis	犬小孢子菌
M. cookie	亲土性小孢子菌
M. distortum	歪斜小孢子菌
M. equinum	马小孢子菌
M. fulvum	粉小孢子菌
M. gallinae	鸡禽类小孢子菌
M. gypseum (M. gypseu)	石膏样小孢子菌
M. nanum	猪小孢子菌
M. persicolor	杂色小孢子菌
M. racemosum	总状小孢子菌
M. vanbreuseghemii	万博小孢子菌
Monascus ruber	红曲霉
Mortierella wolfii	沃尔夫被孢霉
moulds	霉菌
moulds with aleuriospores	粉孢子型霉菌
moulds with arthrospores	节孢子型霉菌

moulds with holoblastic conidia	分生孢子全壁芽生型霉菌
Mucor circinelloides	卷枝毛霉
Mucor hiemalis	冻土毛霉
Mucor racemosus	总状毛霉
Mucorales	毛霉目
Mucoromycotina	毛霉亚门
Myceliophthora thermophila	嗜热毁丝霉
Myxotrichum deflexum	反折黏毛菌
Neocosmospora	新赤壳属
Neofusicoccum mangiferae	芒果新壳梭孢
Neosartorya	新萨托菌
N. fumigate	烟色新萨托菌
Neoscytalidium dimidiatum	新暗色柱节孢
Neotestudina rosatii	罗萨梯新龟甲形菌
Ochroconis gallopava	奔马赭霉
Onychocola canadensis	加拿大甲霉
Onygenales	爪甲团囊菌目
Ophiostomatales	长喙壳目
Paecilomyces	拟青霉
P. variotii	多变拟青霉
Paracoccidioides brasiliensis	巴西副球孢子菌
Penicillium	青霉
P. marneffei	马尔尼菲青霉
Petromyces flavus	黄石座菌属
Phaeoacremonium parasiticum	寄生褐枝顶孢霉
Phialemonium	单孢瓶霉属
Phialophora	瓶霉属
P. verrucosa	疣状瓶霉
Phoma	茎点霉属
P. herbarum	草茎点霉
Pichia	毕赤酵母属
P. guilliermondii	季也蒙毕赤酵母
Piedraia hortae	何德毛结节菌
Pleosporales	格孢腔目
Pleurostomophora richardsiae	烂木瓶霉
Pseudallescheria apiosperma	尖端假阿利什霉
Pseudallescheria boydii	波氏假阿利什霉
Purpureocillium lilacinum	淡紫紫孢菌（旧称淡紫拟青霉）
Pyrenochaeta	棘壳孢属
P. romeroi	罗麦卢棘壳孢

P. unguis hominis	人甲棘壳孢
Pythium insidiosum	隐袭腐霉
Ramichloridium spp.	枝氯霉属
Rhdotorula	红酵母
Rhinocladiella	喙枝孢
R. atrovirens	深绿色喙枝孢
R. mackenziei	麦氏喙枝孢
Rhizomucor	根毛霉菌属
R. pusillus	微小根毛霉
Rhizopus arrhizus	少根根霉
R. microsporus	小孢根霉
R. stolonifer	匍枝根霉
Rhodosporidium diobovatum	双倒卵形红冬孢酵母
R. sphaerocarpum	球囊形红冬孢酵母
R. toruloides	球状形红冬孢酵母
Rhodotorula glutinis	黏红酵母
Saccharomyces cerevisae	酿酒酵母
S. boulardii	布拉酵母菌
Saccharomycetales	酵母目
Saksenaea vasiformis	瓶状瓶霉
Saprochaete capitata	头状螺旋地霉
Scedosporium	赛多孢属
S. apiospermum	尖端赛多孢
S. aurantiacum	橘黄赛多孢
S. boydii	波氏赛多孢
S. dehoogii	德胡姬赛多孢
S. prolificans	多育赛多孢
Scedosprium	丝孢菌属
Schizophyllum	裂褶菌
S. commune	普通裂褶菌
Scopulariopsis	帚霉属
S. brevicaulis	短帚霉
Sepedonium spp.	瘤孢菌属
Setosphaeria rostrata	喙状刚毛座腔菌
Sporothrix	孢子丝菌
S. schenckii	申克孢子丝菌
Talaromyces marneffei	马尔尼菲篮状菌
The Ascomycetous orders Chaetothyriales	子囊菌目刺盾炱目
Trichophyton	毛癣菌属
T. ajelloi	阿耶洛毛癣菌

T. equinum	马毛癣菌
T. erinacei	刺猬毛癣菌
T. gourvilii	格威里毛癣菌
T. interdigitale	趾间毛癣菌
T. megninii	麦格尼毛癣菌
T. rubrum	红色毛癣菌
T. schoenleinii	许兰毛癣菌
T. sconcentricum	同心性毛癣菌
T. simii	猴毛癣菌
T. soudanense	苏丹毛癣菌
T. terrestre	土生毛癣菌
T. tonsurans	断发毛癣菌
T. verrucosum	疣状毛癣菌
T. violaceum	紫色毛癣菌
T. yaoundei	雅温德毛癣菌
Trichosporon	毛孢子菌属
T. beigelii	白杰尔毛孢子菌
T. asahii	阿萨希毛孢子菌
T. inkin	皮瘤毛孢子菌
T. louberi	鲁伯瑞毛孢子菌
T. mucoides	黏质毛孢子菌
T. oviides	卵形毛孢子菌
Ulocladiu spp.	细基格孢属
Ulocladium chartarum	纸细基格孢
Wangiella spp.	万氏霉属
Yarrowia lipolytica	耶罗维亚解脂酵母
Zygomycota	接合菌门

附录 3 补充书目（**Further Reading**）

深度阅读

Anaissie, E.J., McGinnis, M.R. & Pfaller, M.A. (eds) (2009) *Clinical Mycology*, 2nd edn. Churchill Livingstone Elsevier, Philadelphia.

Hospenthal, D.R. & Rinaldi, M.G. (eds) (2008) *Diagnosis and Treatment of Human Mycoses*. Humana Press, Totowa, NJ.

Kaufmann, C.A., Pappas, P.G., Sobel, J.D. & Dismukes, W.E. (eds) (2011) *Essentials of Clinical Mycology*, 2nd edn. Springer, New York.

Richardson, M.D. & Warnock, D.W. (2012) *Fungal Infection: Diagnosis and Management*, 4th edn. Blackwell, Oxford.

入门阅读

Richardson, M.D. & Johnson, E.M. (2006) *Pocket Guide to Fungal Infection*, 2nd edn. Blackwell, Oxford.

Richardson, M.D., Jones, B.L. & Rautemaa, R. (2007) *Therapeutic Guidelines in Systemic Fungal Infections*, 4th edn. Remedica, London.

专业论著

Calderone, R.A. & Clancy, C.J. (eds) (2011) *Candida and Candidiasis*, 2nd edn. ASM Press, Washington, DC.

Ghannoum, M.A. & Perfect, J.R. (eds) (2010) *Antifungal Therapy*. Informa Healthcare, New York.

Heitman, J., Kozel, T.R., Kwon-Chung, K.J., Perfect, J.R. & Casadevall, A. (eds) (2011) *Cryptococcus: From Human Pathogen to Model Yeast*. ASM Press, Washington, DC.

Latgé, J.-P. & Steinbach, W.J. (eds) (2009) *Aspergillus fumigatus and Aspergillosis*. ASM Press, Washington, DC.

Pasqualotto, A.C. (ed) (2010) *Aspergillosis: from Diagnosis to Prevention*. Springer, Dordrecht.

Wingard, J.R. & Anaissie, E.J. (eds) (2005) *Fungal Infections in the Immunocompromised Patient*. Taylor and Francis, Boca Raton, FL.

真菌感染的实验室诊断

Maertens, J.A. & Marr, K.A. (eds) (2007) *Diagnosis of Fungal Infections*. Informa Healthcare, New York.

Identification of Pathogenic Fungi, Second Edition. Colin K. Campbell, Elizabeth M. Johnson, and David W. Warnock.
© 2013 Health Protection Agency. Published 2013 by Blackwell Publishing Ltd.

Versalovic, J., Carroll, K.C., Funke, G., Jorgensen, J.H., Landry, M.L. & Warnock, D.W. (eds) (2011) *Manual of Clinical Microbiology*, 10th edn. ASM Press, Washington, DC.

鉴别手册

de Hoog, G.S., Guarro, J. Gené, J. & Figueras, M.J. (2011) *Atlas of Clinical Fungi*, electronic version 3.1. Available from Centraalbureau voor Schimmelcultures, Utrecht, The Netherlands. http://www.cbs.knaw.nl/

Larone, D.H. (2011) *Medically Important Fungi: a Guide to Identification*, 5th edn. ASM Press, Washington, DC.

St-Germain, G. & Summerbell, R. (2011) *Identifying Fungi: a Clinical Laboratory Handbook*, 2nd edn. Star Publishing, Belmont, CA.

参考网站

http://www.aspergillus.man.ac.uk/

http://www.cdc.gov

http://www.cher.ubc.ca/cryptococcus/new/default.htm

http://www.doctorfungus.org

http://www.hpa.org.uk (Mycology Reference Laboratory)

http://www.isham.org

http://www.mycology.adelaide.edu.au

索 引（Index）

马毛癣菌	*Trichophyton equinum*	58
马小孢子菌	*Microsporum equinum*	42
麦格尼毛癣菌	*Trichophyton megninii*	79
麦格尼斯突脐孢	*Exserohilum meginnisii*	127
麦氏喙枝孢	*Rhinocladiella mackenziei*	114
麦芽提取物琼脂	malt extract agar	14
芒果新壳梭孢	*Neofusicoccum mangiferae*	20
毛孢子菌	*Trichosporon* species	262;265;294;296;298
毛结节病	piedra	263
毛壳菌属	*Chaetomium* species	242
毛霉菌病	mucormycosis	312
毛霉目	Mucorales	7;203;303
毛霉亚门	Mucoromycotina	2;312
毛色二孢属	*Lasiodiplodia*	234
毛癣菌属	*Trichophyton*	30
霉菌	moulds	1
门	phyla	2
难辨梭状孢菌	*Clostridium difficille*	293
囊领	collarettes	188;189
囊托	apophysis	228;321
囊性纤维化	cystic fibrosis	199
囊轴	columella	161;164;202
内孢囊（小球体）	spherule	25
内壁芽生式	enteroblastic	4
内脐蠕孢属	*Drechslera* spp.	125
内弯节皮菌	*Arthroderma incurvatum*	39
尼瓦念珠菌	*Candida nivariensis*	263
拟平滑念珠菌	*C. orthopsilosis*	262
拟青霉	*Paecilomyces*	128
黏蛋白卡红	mucicarmine	303
黏红酵母	*Rhodotorula glutinis*	290
黏质毛孢子菌	*T. mucoides*	263
念珠菌病	candidosis	307
念珠菌属	*Candida*	262
酿酒酵母	*Saccharomyces cerevisae*	286;292
裴氏着色霉	*Fonsecaea pedrpsoi*	110